AF502344

ÉLECTRICITÉ MÉDICALE

ÉTUDES

ÉLECTROPHYSIOLOGIQUES ET CLINIQUES

PAR

LE DR M. BOUDET DE PARIS

Ancien interne des hôpitaux de Paris

PREMIER FASCICULE

CONSIDÉRATIONS GÉNÉRALES SUR LA FONCTION DU MUSCLE
ET SUR LES EFFETS CLINIQUES DU COURANT DE PILE

Avec 23 figures dans le texte

PARIS

OCTAVE DOIN, ÉDITEUR

8, PLACE DE L'ODÉON, 8

1885

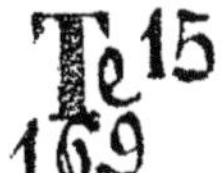

...age paraîtra en 3 fascicules. — Le deuxième est sous presse. — Le volume une fois
complet formera 600 pages avec 200 figures.

AVANT-PROPOS

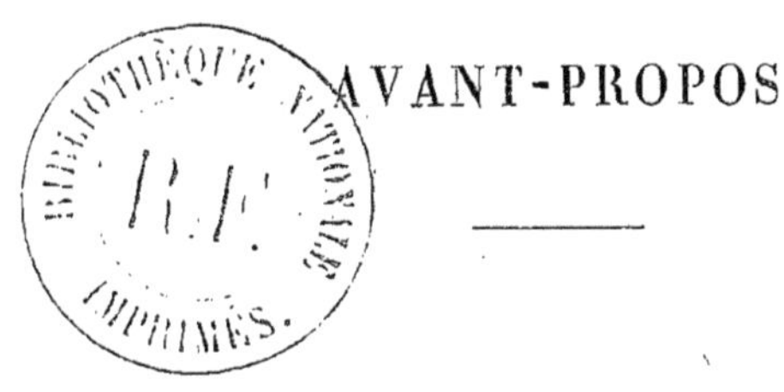

Ce livre n'est ni un traité doctrinal d'Électrophysiologie, ni un manuel pratique d'Électrothérapie; nous avons amassé un assez grand nombre de faits concernant l'électrologie et il nous a paru utile de les faire connaître au public médical.

La forme du *Manuel* nous répugnait par son allure dogmatique; il faut y parler par aphorismes et la discussion y est interdite. Le *Traité scientifique* a une ampleur majestueuse dont ces modestes essais ne sont pas dignes, étant donné surtout que leur auteur n'occupe aucune situation officielle capable de donner du prestige à sa signature.

Nous nous sommes donc contenté de les reproduire sous leur véritable nom, et de présenter au lecteur ces *Études* dans l'ordre même que nous avons suivi en les faisant, tout en accompagnant chaque fait observé de l'interprétation qui nous a paru la plus logique.

Notre *but* en exécutant ces recherches, était de trouver des indications, à la fois scientifiques et précises, qui pussent nous guider dans les applications thérapeutiques de l'électricité, particulièrement dans ce qui a rapport aux affections du *système musculaire*.

Jusqu'ici, il faut bien l'avouer, l'électrothérapie n'a eu d'autre direction que l'empirisme, et, dans l'état actuel des sciences physiques, une science naturelle qui a tant de points de contact avec elles, n'a pas le droit de se montrer si arriérée.

Les théories physiologiques se sont succédé, se détruisant l'une l'autre, sans que la médecine pratique ait retiré un grand avantage de ces luttes de laboratoire; et, lorsqu'il s'agit d'électriser un malade, le médecin en est réduit à suivre sa propre inspiration. S'il consulte les manuels les plus accrédités, il risque fort d'y trouver des conseils contradictoires, basés sur l'opinion personnelle des auteurs ou sur des théories dont la preuve est encore à faire. Qu'en peut-il résulter pour l'emploi médical de l'électricité, sinon l'indifférence et l'incrédulité, pour ne pas dire plus?

Nous avons trop souvent constaté par nous-même combien la bibliographie de l'électricité actuelle est divergente dans ses indications. S'agit-il, par exemple, d'un cas de névralgie faciale : l'un conseille l'électricité statique, un autre la faradisation localisée, un troisième les courants galvaniques continus. On croit n'avoir à hésiter qu'entre ces trois moyens; c'est une erreur. Si l'on s'en tient à l'électricité statique, il faut faire son choix entre le bain, l'aigrette, l'étincelle ou l'effluve; si on préfère les courants induits, il faut se décider entre les courants de haute ou de faible tension, et agir, soit à la surface, d'après la méthode révulsive, soit dans la profondeur des tissus, en modifiant leur état circulatoire; si, enfin, on a recours aux courants continus, il faut choisir entre les courants ascendants et les courants descendants, décider s'ils doivent être faibles ou intenses, de courte ou de longue durée. Tous ces moyens, hâtons-nous de le dire, sont également préconisés par des auteurs qui font autorité en pareille matière. Mais si après que le patient, dans son désir de se voir délivré de sa douleur, s'est courageusement soumis à une ou à plusieurs de ces méthodes, si, disons-nous, le succès ne vient pas récompenser sa constance, l'électricité est désormais discréditée, non seulement à ses propres yeux, mais aussi auprès du médecin qui a tenté son emploi, à moins que celui-ci, plein d'une confiance absolue dans le moyen par lui choisi, soit persuadé qu'il a eu affaire à un cas rédhibitoire. L'électrothérapeute, pas plus que le médecin praticien, n'est à l'abri de cette divergence d'opinion, et il s'en aperçoit bien vite lorsqu'il lui faut apprendre les principes de son art. Il est alors obligé de faire un choix parmi les nombreuses méthodes offertes à son inexpérience, ou bien d'attendre que sa pratique personnelle lui ait acquis le droit de se prononcer; et, dans ce dernier cas, il peut arriver que l'opinion qu'il s'est ainsi formée de toutes pièces, soit différente encore de celles qui lui avaient été soumises au début de sa carrière. Or, une science basée sur une opinion n'est pas une science, dans la véritable acception du terme, quelle que soit d'ailleurs la valeur scientifique de la personnalité qu'elle représente. Il faut pouvoir présenter, à côté des résultats obtenus, les lois et les formules qui ont permis de les obtenir et qui donnent à tout médecin la possibilité d'en avoir de semblables.

Ces lois et ces formules peuvent-elles être définies et codifiées actuellement? Pour ce qui est des lois, il est évident qu'un certain nombre de données nous échappent encore, et que la physiologie est loin d'avoir dit son dernier mot; mais si l'on veut bien considérer que l'électrothérapie s'adresse huit fois sur dix aux affections du système neuro-musculaire, nous pouvons répondre que, pour ce qui regarde ces affections en particulier, les lois du traitetement électrique sont faciles à établir dès maintenant. Quant aux formules, il serait puéril de chercher à démontrer qu'elles existent déjà en physique, et que, du moment où nous empruntons notre agent thérapeutique à cette branche de la science, c'est bien le moins que nous lui demandions aussi les indications scientifiques pour nous en servir; en agissant autrement on courrait le risque d'être taxé, à juste titre, d'ignorance ou de charlatanisme. Les formules nous étant connues, nous avons donc cherché à définir les lois du traitement électrique des maladies du système neuro-musculaire. Pour cela, il nous a fallu reprendre à peu près entièrement l'étude électro-physiologique de ce système, car les théories actuellement connues sont trop disparates pour que nous ayions cru pouvoir admettre exclusivement et sans restriction l'une quelconque de ces théories.

La PREMIÈRE PARTIE de ce travail a trait au *fonctionnement du muscle et à son excitabilité.*

Nous y abordons d'une manière générale l'étude de l'*excitant électrique* et particulièrement du *courant galvanique,* en insistant sur les effets de la *polarisation chimique* qui résultent de son emploi.

Nous y passons ensuite rapidement en revue les principales *théories de l'excitation musculaire* ou neuro-musculaire, en les discutant, non pas avec des raisonnements plus ou moins spécieux, mais à l'aide de faits expérimentaux dont tout le monde peut contrôler l'exactitude et qui, dans l'espèce, ont la valeur de preuves autant que d'arguments.

Dans la SECONDE PARTIE, nous exposons, d'une part les *lois physiques des diverses formes de l'électricité,* telles que nous les employons en physiologie et en médecine : et, d'autre part, les *formules* qui découlent de ces lois et qui en rendent l'application aussi exacte que peut l'être une déduction mathématique.

Enfin, dans la TROISIÈME PARTIE, nous cherchons les *effets physiologiques de l'électricité* chez les animaux et surtout chez l'homme, et nous en déduisons les *lois qui doivent diriger l'emploi de cet agent dans les principales affections du système neuro-musculaire* et nous montrons quelques-uns des *résultats obtenus,* pour ainsi dire, mathématiquemeut.

Tel est, dans son ensemble, le plan de cet ouvrage. Les résultats qui y sont mentionnés ont tous été constatés par les médecins qui nous avaient adressé leurs malades ; les expériences y sont presque toujours contrôlées par la méthode graphique ; dans la discussion, nous avons toujours évité les questions de personnalité, et raisonné les théories ou les faits sans aucun parti pris et avec le simple secours de la logique et des résultats observés.

Enfin si l'ensemble de ces recherches présente un côté aride et abstrait comme tout ce qui a rapport aux sciences exactes, nous espérons que le lecteur voudra bien nous le pardonner en songeant au but qui nous les a fait entreprendre.

ÉLECTRICITÉ MÉDICALE

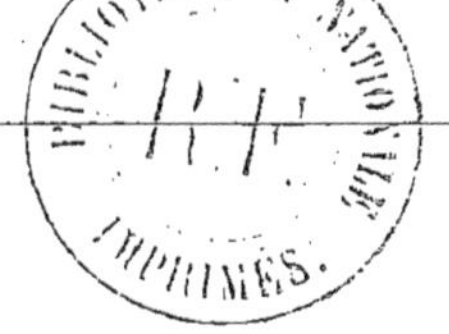

PREMIÈRE PARTIE

EXPOSÉ GÉNÉRAL

PRÉLIMINAIRES PHYSIOLOGIQUES. — LA CONTRACTION ET LE TRAVAIL MUSCULAIRES

SOMMAIRE. — Généralités sur la physiologie de l'acte musculaire. — Tonus. — Contraction.
Le mouvement musculaire résulte de la mise en jeu, par l'excitation, d'une force préexistante dans le muscle.
Le système nerveux est à la fois l'excitateur et le régulateur de la transformation opérée par le muscle.
Théories de la contraction musculaire; théories mécaniques, chimiques, physiques.
La force préexistante dans le muscle, et transformée par lui en travail, est la chaleur.
La théorie de l'élasticité explique le changement de forme du muscle; la théorie de l'oxydation du carbone rend compte de la production du travail.
La contractilité est une force élastique (rétractilité) provenant de l'emmagasinement de la chaleur libre
Transformation de la chaleur animale en force élastique, puis en mouvement et en travail.
— Le *muscle-machine* chez l'homme et chez les animaux.

Le MUSCLE vivant se présente sous deux aspects différents : à l'*état de repos*, et à l'*état d'activité fonctionnelle*.

Le repos musculaire n'est jamais absolument complet, physiologiquement parlant; en effet, chez tous les animaux, les muscles sont continuellement *tendus* au niveau de leurs attaches tendineuses :

1° Par le poids des divers segments de membre sur lesquels ils s'insèrent;

2° Par l'action de leurs antagonistes.

Cette *tension permanente* détermine une réaction également permanente (excitation réflexe) qui maintient les muscles dans un certain degré de *contraction continue* nommé *tonus*. A cet état tonique du muscle correspond un degré de *force élastique* dont les variations sont proportionnelles aux variations du tonus lui-même.

Pendant l'état de repos apparent, il y a donc toujours lutte active entre les diverses causes d'allongement du muscle et le réflexe médullaire chargé de le maintenir dans un certain degré de raccourcissement.

Pendant le sommeil, il se produit une diminution de la force élastique musculaire et le muscle se laisse plus facilement allonger. Mais ce relâchement incomplet n'a lieu que pour les muscles de la vie de relation; ceux de la vie animale continuent leurs fonctions (cœur et artères, diaphragme, estomac, etc.).

La *disparition complète* de la force élastique ou tonus constitue un état pathologique (paralysie flaccide) dans lequel les réflexes médullaires font totalement défaut, et cela, alors même que la substance musculaire n'a pas encore éprouvé d'altération trophique. On a un bel exemple de cet état dans l'*ataxie musculaire progressive;* dans cette maladie, en effet, certains groupes musculaires perdent leur tonicité tandis que d'autres conservent la leur à peu près intacte. Les premiers, naturellement, ne présentent plus aucun réflexe moteur (phénomène du genou) et n'obéissent que très imparfaitement à l'incitation volontaire.

Si, au contraire, l'*appel fait à la moelle* pour lutter contre les causes d'allongement, *est trop énergique*, ou si le centre nerveux envoie un réflexe trop puissant, la contraction tonique dépasse le but et cette augmentation de la force élastique s'accompagne d'un raccourcissement du muscle qui peut aller jusqu'à la *contracture* si l'influx nerveux agit d'une façon prolongée, ou qui constitue soit les *désordres choréiformes*, soit le *tremblement*, selon que l'influx agit d'une manière intermittente, avec irrégularité ou bien avec rythme, en se diffusant ou bien localement.

Mais, que l'*appel à la moelle* et l'*influx* moteur, émis par elle, *soient instantanés*, le raccourcissement musculaire sera lui-même passager (secousse musculaire.) Que l'*influx médullaire ait une certaine durée*, le raccourcissement ou contraction du muscle devient aussi plus prolongé. Enfin, que l'*influx soit à la fois prolongé et énergique*, et le muscle entre en véritable activité fonctionnelle (contraction), c'est-à-dire qu'il devient capable d'accomplir un travail mécanique d'une certaine énergie.

Le muscle, séparé du corps, conserve pendant un certain temps la propriété de se contracter activement sous l'influence d'une excitation extérieure; il constitue donc une véritable machine, soit *génératrice*, soit *transformatrice*, d'une force qui devient mouvement.

Mais le mouvement musculaire résulte-t-il de la *mise en jeu* d'une force préexistante dans le muscle, ou bien n'est-il qu'une *transformation* de la force excitatrice opérée par le muscle ? En d'autres termes, la force excitatrice agit-elle comme *déclancheur* d'une autre forme de l'énergie, en la faisant passer de l'état de force de tension à l'état de force vive, ou bien, force vive elle-même, est-elle transformée à l'intérieur du muscle en une autre force vive, le mouvement?

Pour répondre à cette question, il est nécessaire d'envisager séparément ce qui se passe dans le muscle isolé et dans celui qui a conservé toutes ses connexions avec les systèmes circulatoire et nerveux.

Muscle séparé du corps. — On sait que les mêmes forces (électricité, chaleur, échanges chimiques) dont on constate l'existence dans le tissu musculaire, peuvent déterminer l'apparition du mouvement lorsqu'elles lui sont appliquées extérieurement, sous forme d'excitants.

Lors donc que le muscle isolé et dépourvu de toute connexion nerveuse se contracte sous l'influence de l'une quelconque de ces forces, on pourrait le considérer comme un organe simplement transformateur des forces extérieures et le comparer à un moteur électrique animé par un courant de pile. Chacune des forces précitées serait ainsi directement transformable par le muscle avec des résultats divers, comme intensité, et d'après un certain coefficient.

A cette conception hypothétique on peut faire une réponse d'une évidence brutale : *La quantité de force vive excitatrice, suffisante pour faire produire au muscle un travail quelconque, si faible qu'il soit, ne représente jamais qu'une partie infiniment petite de la quantité d'énergie dépensée pour accomplir ce travail.*

Ainsi le soulèvement d'un poids de 10 grammes à 5 millimètres de hauteur par un gastrocnémien de grenouille représente un travail de $0^k,00005$. Or l'excitation électrique suffisante pour amener cette dépense d'énergie musculaire représente seulement $0^k,000\ 000\ 0003$ (30 décharges par seconde d'un élément Daniell). Il est donc impossible d'admettre ici une transformation directe de l'excitant électrique en travail musculaire.

D'ailleurs il nous suffira de rappeler quelques observations bien connues, telles que les mouvements spontanés des différentes espèces de polypes, des cils vibratiles, des corps monocellulaires et en particulier des globules blancs de la lymphe, et enfin les battements cardiaques de l'embryon de poulet existant avant toute trace de système nerveux, pour rendre évidente cette assertion que : le mouvement peut apparaître dans les corps organisés, en dehors de toute application de force extérieure; par conséquent *la force qui se transforme en mouvement à son origine dans l'organe lui-même.*

Muscle chez l'animal intact. — A l'état physiologique, le muscle entre en mouvement lorsqu'il est excité :

Soit par l'influx volontaire ou l'influx médullaire réflexe; soit par une force vive extérieure à lui.

Ce que nous venons de dire à propos du muscle isolé suffit pour indiquer que la volonté et les réflexes médullaires n'agissent que comme déclancheurs du mouvement, ou, si l'on veut, de la force qui produit le raccourcissement musculaire actif.

D'ailleurs tous les physiologistes ont constaté que les excitants agissent avec plus d'énergie lorsque le muscle se trouve séparé physiologiquement des centres nerveux (section du nerf, écrasement de la moelle); mais cette augmentation de l'excitabilité musculaire résultant de la suppression de l'influence nerveuse n'a qu'une durée assez courte.

Le *système nerveux* n'est donc pas le générateur de la force qui se transforme en mouvement, il sert à la fois *d'excitateur et de régulateur* dans la transformation opérée par le muscle; quant aux cordons nerveux périphériques, il ne sont eux-mêmes que les conducteurs de cette excitation et de cette régulation.

Si un excitant tel que l'électricité, appliqué sur un nerf moteur, détermine, à intensité égale, un mouvement plus énergique que lorsqu'il est appliqué sur le muscle lui-même, cela résulte de ce que les cordons nerveux qui transmettent l'excitation au muscle la disséminent dans toutes ses parties tandis que l'effet du même excitant appliqué au muscle est toujours plus ou moins localisé à certaines portions de l'organe.

Du reste, les troncs nerveux ne transmettent pas uniquement l'électricité mais aussi la plupart des autres excitations (chaleur, choc mécanique, irritations chimiques, etc.).

Il ne faut donc pas considérer les nerfs comme des câbles conducteurs seulement de l'électricité, mais bien comme des transmetteurs de toutes les formes de l'énergie pouvant servir d'excitants.

De nombreux faits, avons-nous dit, démontrent que le muscle peut se contracter sans qu'il soit soumis à l'influence d'un système nerveux (muscles de l'embryon de poulet — jeunes poissons nageant dans une solution de curare, etc.). Kühne a prouvé le fait par une expérience restée célèbre : « Remplissant un fragment d'insecte avec du protoplasma de « myxomicètes (cryptogames composés uniquement de globules très con- « tractiles, de protoplasma pur et simple), il a réalisé artificiellement « une fibre musculaire ayant enveloppe et contenu et se comportant, sous « l'action des excitants, absolument comme une fibre musculaire véri- « table, c'est-à-dire passant d'une forme n°1 (état de repos) à une forme « n° 2 (contraction) [1]. »

De tout ceci il résulte que, isolé ou considéré chez l'animal intact, *le muscle peut opérer un mouvement et même un travail mécanique au moyen d'une force contenue en lui-même*, et que les excitations volontaires ou artificielles sont les metteurs en jeu de cette force.

En outre, la loi de la conservation de l'énergie nous oblige à reconnaître que *cette force est préexistante dans le muscle* ; c'est-à-dire que les excitations ne font que modifier son état, mais elles ne la produisent pas d'emblée et de toutes pièces ; elles transforment une force de tension en une force vive.

Poussons plus loin l'analyse physiologique et cherchons *quelle est la force contenue dans le muscle, et qui est transformée par lui en mouvement.*

En présence d'un phénomène d'ordre vital, on peut se demander si les forces qui agissent en physiologie sont les mêmes que celles actuellement connues en physique, ou bien si ce sont des formes de l'énergie encore mal définies et dont nous ne pouvons apprécier les lois que d'une manière très incomplète.

Les opinions sont partagées à cet égard, et peut-être serait-il plus

---

1. Küss et M. Duval. — *Cours de physiologie*, p. 114.

prudent de s'en tenir à la seconde hypothèse ; il est bien certain, en effet, qu'il existe dans l'économie animale des transformations que nous ignorons ; l'impossibilité où nous sommes d'expliquer les phénomènes psychiques en est la meilleure preuve. Cependant, pour ce qui est du mouvement musculaire, l'application des connaissances physiques peut être d'un grand secours pour l'interprétation des faits observés.

Les *théories de la contraction musculaire* sont fort nombreuses, et, dans le nombre, celles qui ont rencontré le plus de partisans ont ceci de particulier qu'elles sont comme un reflet des grandes découvertes qui occupaient l'esprit des savants au moment où elles ont paru. Ainsi, pour ne citer que les principales, les théories basées sur l'électricité animale, sur les échanges chimiques et sur l'oxydation du carbone, ont suivi de près les découvertes faites en électricité, en chimie organique et dans les lois de la chaleur.

Il semble que l'esprit humain, lors même qu'il est affiné par la science, conserve toujours une certaine tendance à expliquer les phénomènes de la vie par les découvertes les plus récentes et les plus en vogue.

Quoi qu'il en soit, les théories de la contraction peuvent se rattacher à trois groupes :

1° *Théories mécaniques* : Prévost et Dumas, Dubois-Reymond, Voit, R. Radcliffe, R. Mayer, J. Béclard ;

2° *Théories chimiques* : Liebig, Wundt, Hermann ;

3° *Théories physiques* : Weber, Küss, Volkmann, Aeby, Marey, Rouget.

Les *théories mécaniques*, reposent principalement sur deux opinions différentes : pour les uns (Prévost et Dumas, Dubois-Reymond, Voit et Radcliffe), c'est l'*électricité* musculaire qui est transformée en mouvement ; pour R. Mayer, et J. Béclard c'est une partie de la *chaleur* renfermée dans le muscle qui devient travail mécanique.

Les défenseurs des *théories chimiques* sont également divisés quant à l'origine du mouvement ; les uns, avec Hermann, supposent que le muscle renferme une certaine matière azotée qu'ils appellent *inogène*, bien qu'ils n'aient pas encore pu l'isoler ; cette matière, sous l'influence d'une excitation, se dédoublerait instantanément d'une part, en forces vives, c'est-à-dire en chaleur et en mouvement et, d'autre part, en acides carbonique et sarcolactique et en myosine. Les autres admettent avec Liebig et Wundt que le mouvement est bien dû à une transformation de la chaleur, comme le pensaient Mayer et Béclard; seulement pour Liebig, cette chaleur provient de l'oxydation des substances azotées, tandis que Wundt et ses nombreux partisans la font dériver de l'oxydation du carbone contenu dans les matières hydrocarburées introduites par l'alimentation.

Les *théories physiques* offrent moins de divergence dans leur principes et toutes font jouer un rôle plus ou moins important à l'*élasticité* musculaire. Küss voit dans les phénomènes de la contraction le résultat de cette propriété que possèdent les globules de changer de forme; or les fibres musculaires dérivent des globules et leur contenu conserve cette propriété, tout comme l'élasticité, le pouvoir électro-moteur, les échanges chimiques, etc..

Aeby et Marey ont démontré que ce changement de forme n'a pas lieu en même temps dans toute la longueur de la fibre musculaire, mais que, d'abord local, il s'étend de proche en proche, sous l'apparence d'une vague (théorie de l'onde musculaire) cheminant avec une vitesse de un mètre par seconde.

Pour Weber et Volkmann, la contraction correspond à un changement brusque dans l'état de l'élasticité musculaire; seulement Weber voit dans ce changement brusque, une diminution de la force élastique, tandis que Volkmann semble adopter l'opinion contraire. M. Rouget base sa théorie sur une disposition anatomique que nous n'avons pas à discuter ici; pour lui, le muscle est un ressort en spirale qui, activement distendu pendant l'état de repos, revient passivement sur lui-même au moment de la contraction; il résulterait de cette opinion que le muscle devient d'autant plus complètement passif, qu'il est plus fortement excité. Enfin tout dernièrement, M. Ch. Richet, après avoir discuté toutes les théories, sans parti pris, et avec de nombreuses expériences à l'appui, arrive à cette conclusion : « Pour nous il est vraisemblable que la contraction musculaire n'est qu'un changement de l'élasticité du muscle; c'est une hypothèse sans doute, mais une hypothèse très simple qui explique presque tous les faits. Ajoutons qu'on ne peut la remplacer que par des hypothèses compliquées et confuses[1] ».

Nous partageons entièrement l'avis de M. Richet.

Du reste ce n'est pas d'aujourd'hui que notre opinion est faite à ce

---

1. Ch. Richet. — *Physiologie des muscles et des nerfs*, p. 182.

sujet, car nous terminions notre thèse inaugurale sur « *L'Élasticité musculaire* » par ces conclusions :

1° Le muscle qui se contracte prend une force élastique nouvelle;

2° Cette force élastique nouvelle du muscle contracté est plus grande que celle du muscle au repos;

3° Toute cause qui produit une augmentation de la force élastique (jusqu'à un certain degré indiqué par le maximum de perfection de l'élasticité et l'intégrité du tissu musculaire), détermine également une augmentation de la force de contraction.

Nous nous sommes donc depuis longtemps rangé parmi les partisans de la théorie physique de la contraction, basée sur les changements de l'élasticité, et notre conviction a été étayée par les nombreuses expériences que nous avons faites dans cette voie.

Toutefois, ces mêmes expériences nous empêchent de partager l'avis de Weber et de M. Rouget sur la nature même du changement brusque qui a lieu dans l'état élastique du muscle qui se contracte. Tandis que Weber y voit une diminution de la force élastique, nous y avons toujours trouvé une augmentation de cette force, et là où M. Rouget nous montre le muscle comme revenu à l'état passif, nous voyons au contraire un accroissement d'activité. Mais ce sont là des points tout particuliers sur lesquels nous ne pouvons insister plus longuement ici; nous ferons seulement remarquer que les partisans de la diminution de la force élastique ont tort de s'élever avec tant d'opiniâtreté contre la théorie du « raccourcissement passif » de M. Rouget, car, en y regardant de près, cette théorie ne s'écarte de la leur que par une simple différence de degré.

Si la théorie de l'élasticité est celle qui explique le mieux le phénomène de la *contraction*, en tant que changement de forme du muscle, la théorie de l'oxydation du carbone et de la transformation de la chaleur en mouvement est celle qui rend le mieux compte de la production du *travail* musculaire.

Il peut, tout d'abord, paraître assez étrange d'invoquer deux théories aussi différentes pour expliquer un même résultat; cela tient à ce que ce résultat se compose lui-même de deux actes distincts, et que l'on a souvent eu le tort de prendre l'un pour l'autre, ou d'envisager le premier des deux comme étant le résultat total. La confusion est venue de ce que, à l'état normal, un muscle qui se contracte accomplit toujours un certain travail, puisqu'il a à lutter contre le poids des leviers osseux et à vaincre la résistance des antagonistes; mais il n'en est pas moins vrai que, physiologiquement, le travail accompli résulte de la coopération de deux phénomènes bien distincts, *la contraction et le travail musculaires;* l'existence du premier de ces phénomènes n'entraîne pas toujours forcément l'apparition du second. Pour donner une théorie du *mouvement musculaire,* tel qu'on l'observe chez l'animal, il faut chercher à expliquer séparément le raccourcissement actif ou changement de forme du muscle et l'origine du travail mécanique qui en est la conséquence normale. Or l'expérimentation permet d'étudier séparément ces deux phases de l'acte musculaire complet et nous pouvons maintenant, grâce à ces données, chercher la solution de la question que nous posions tout à l'heure sous une formule générale : quelle est la force contenue dans le muscle et qui est transformée par lui en mouvement?

La comparaison que l'on a faite si souvent entre le muscle et la machine à vapeur est forcément incomplète; la machine à vapeur, comme le muscle, est bien *génératrice* de force par son foyer dans lequel se fait l'oxydation du carbone; comme le muscle, elle *transforme* bien cette chaleur en travail mécanique, mais elle opère cette transformation au moyen d'une seconde série d'organes, sa chaudière, ses tiroirs et ses pistons, tandis que le muscle ne présente qu'un seul appareil qui doit jouer tout à la fois le rôle de foyer générateur pour l'oxydation du carbone et d'organe transformateur pour la mise en liberté de la force vive. Le point de similitude le plus frappant entre les deux moteurs, c'est que tous deux nécessitent l'intervention d'un organisme étranger pour diriger leur fonctionnement.

Mais tandis que la machine à vapeur, inconsciente, a besoin d'un mécanicien qui lui mesure le charbon qu'elle doit brûler et qui règle la dépense de la force qu'elle produit, le muscle, au contraire, sait, par l'intermédiaire du système nerveux, faire ses commandes de combustible, et régler la production de sa force d'après la quantité de travail qu'il doit accomplir.

Or la théorie chimique de l'oxydation nous montre bien le muscle foyer de combustion du carbone; elle nous indique aussi le rapport entre la production de chaleur et le travail accompli; mais, d'après cette théorie, l'élasticité ne joue aucun rôle actif dans la contraction et le dégagement de chaleur est le résultat immédiat de l'excitation.

Ce n'est pas ainsi que nous comprenons l'enchaînement des phénomènes intra-musculaires. Il est vrai que, dans certains cas, alors, par exemple, que le muscle est distendu par un poids trop lourd, l'excitation n'est suivie d'aucun travail mécanique ni même d'aucun raccourcissement apparent et la seule force vive mise en liberté est alors la chaleur; mais il est facile de démontrer que, même dans ce cas d'inertie apparente, le muscle est le siège d'un *effort*, que M. Richet désigne sous la dénomination très significative de *contraction latente*, et que, pour notre part, nous comparerions volontiers à ce qui se passe dans une locomotive qui patine sur elle-même par suite d'une surcharge du train qu'elle ne peut démarrer.

L'effet direct de l'excitation transmise par le nerf moteur est la mise en jeu de la contractilité. — La première phase de l'acte musculaire est donc un phénomène d'ordre vital, puisqu'il exige l'existence d'un organisme *excitable, c'est-à-dire vivant*. En outre, c'est un phénomène *spécial*, puisque la contractilité est la propriété exclusive de certains tissus.

Pour se manifester, la contractilité implique la coexistence d'une force physique disponible, car *un corps ne peut pas changer de forme sans opérer une transformation*, c'est-à-dire sans faire un emprunt d'énergie. Le muscle qui se contracte emprunte donc de la force vive pour changer de forme; et, d'après ce que nous savons déjà, cette force doit être préexistante en lui. Or il possède en lui-même une source d'énergie représentée par de la chaleur libre, source dont le débit est incessant comme les échanges chimiques dont son tissu est le siège.

Cette chaleur, le muscle ne l'utilise pas en totalité à mesure qu'elle est fournie; il en emploie constamment une certaine quantité, puisque, à l'état normal, il est toujours à un certain degré de contraction tonique, pour lutter contre l'extension opérée au niveau de ses points d'attache. Mais pour produire une contraction effective, sous l'influence d'une excitation volontaire, ou réflexe, ou provoquée, il faut qu'il puisse trouver une quantité suffisante de chaleur *emmagasinée* sous une forme quelconque.

C'est ici qu'intervient l'*élasticité* du muscle.

En effet, l'*élasticité est la propriété qu'ont certains corps d'emmaga-

siner du mouvement en plus ou moins grande quantité, par suite d'un changement dans leur forme ou dans la disposition de leurs molécules, et de restituer ce mouvement plus ou moins intégralement, d'où les dénominations d'élasticité faible ou forte (extensibilité plus ou moins grande), parfaite ou imparfaite (rétractilité plus ou moins complète).

La force de mouvement, ainsi restituée par l'élasticité des corps, peut être emmagasinée par eux sous forme de mouvement, ainsi que cela a lieu pour les ressorts de pendule, ou bien sous forme de chaleur, comme dans le cas de certains ressorts de caoutchouc.

Le muscle doit être rangé dans cette seconde catégorie; *la chaleur libre qu'il renferme est emmagasinée par lui, pendant l'état de repos, sous forme de force élastique ou rétractile* dont la mise en jeu est opérée par l'excitation. Le raccourcissement du muscle contracté ne peut donc être considéré comme un phénomène passif, puisqu'il est l'agent d'une transformation de force vive. En outre, la *contractilité musculaire* peut se définir ainsi : *c'est une force élastique résultant de l'emmagasinement de la chaleur libre et qui, lors de sa mise en jeu par l'excitation nerveuse, cède cette chaleur dont une partie est transformée en mouvement.*

Jusqu'ici, il y a seulement transformation et non *dépense* d'énergie; aussi le muscle s'est-il simplement rétracté sans effectuer aucun travail extérieur; il n'y a eu qu'une très petite quantité de chaleur employée au travail moléculaire du raccourcissement; tout le reste est libre de nouveau. Telle est la série de phénomènes qui a lieu, lorsque nous excitons un muscle détaché de ses insertions sur le squelette.

Obligeons maintenant le muscle à dépenser son énergie et pour cela, attachons un certain poids à l'extrémité libre de son tendon. La traction opérée par ce poids constitue une cause de dépense, car pour lutter contre cette extension forcée, le muscle doit faire appel à sa réserve d'énergie pendant tout le temps que dure l'extension. Il lutte donc au moyen de sa *rétractilité*, c'est-à-dire en résistant autant qu'il le peut à la traction opérée sur lui, et, pour accomplir ce travail de résistance, il est obligé de dépenser en travail extérieur, si le poids est soulevé, ou en travail intérieur d'effort, si le poids est trop lourd, une grande partie de la chaleur emmagasinée. S'il est forcée de tout employer, il arrive un moment où sa force élastique disparaît; il se laisse étendre au maximum, il est épuisé. C'est ce que l'on observe chez un muscle séparé du corps, chez lequel la réparation est impossible ; et comme il n'y a pas eu de travail extérieur apparent, et que tout s'est passé à l'intérieur du muscle, on retrouve sous forme de chaleur libre, toute l'énergie empruntée par le muscle.

Mais à l'état normal il en n'est pas ainsi ; le muscle peut réparer ses forces et ses pertes ; à mesure qu'il dépense du mouvement, il fait appel aux échanges chimiques pour en obtenir de la chaleur que son élasticité transforme en mouvement, jusqu'au moment où la provision de chaleur, que peuvent fournir les échanges chimiques, étant elle-même diminuée, puis tarie momentanément, on voit enfin paraître l'affaiblissement partiel ou total de l'élasticité, c'est-à-dire les phénomènes de fatigue et d'épuisement.

En résumé, le muscle lutte contre la force qui tend à l'allonger au moyen de sa force élastique, et, *plus le poids extenseur est lourd, plus la résistance active doit être grande*; c'est ce qui nous fait dire, contrairement à Weber, que *la force élastique musculaire suit les mêmes phases que la force de contraction*. Par conséquent, *rétractilité active et contractilité sont synonymes dans l'espèce*.

Ce rapide exposé représente ce qui a lieu pendant l'état de contraction tonique chez l'animal, avec cette seule différence que, chez lui, les poids qui font extension, c'est-à-dire les leviers osseux, étant appropriés à la force élastique des muscles, ceux-ci n'arrivent à l'épuisement qu'après un certain nombre d'heures de résistance active, à moins qu'un travail très énergique ne soit venu occasionner une dépense anormale d'énergie. La réparation se fait alors par l'introduction de nouveaux combustibles, sous forme d'aliments, et par le sommeil qui amène la détente et le repos des muscles de la vie de relation.

Quant aux muscles de la vie animale, ils peuvent sans cesse continuer leur fonctionnement régulier ; car leur travail est normalement entrecoupé de périodes de repos pendant lesquelles l'emmagasinement élastique leur restitue une quantité d'énergie équivalente à celles qu'ils ont dépensée.

Considérons maintenant ce qui se passe *pendant l'accomplissement d'un travail mécanique*. Prenons le muscle de tout à l'heure, par exemple, et tendons-le par un poids moins considérable ; forçons-le ensuite à le soulever, en lui envoyant une excitation quelconque.

Sous l'influence de l'excitation, la contractilité, résultant de l'emmagasinement de la chaleur libre, est mise en jeu, et le muscle se raccour-cit, soulevant le poids avec une force proportionnelle à la section de l'organe et à l'intensité de l'excitation. Il y a donc un travail extérieur accompli, et ce travail est mesuré par le produit de la masse du poids par la hauteur à laquelle il est soulevé.

En même temps que le travail mécanique, une certaine quantité de chaleur est dégagée, mais beaucoup moindre que lorsque le muscle tentait de soulever un poids trop lourd et opérait un travail moléculaire inté-rieur.

Cette différence représente précisément l'équivalent calorique du travail accompli, c'est-à-dire la quantité de la force vive, chaleur, qui a été transformée en travail.

D'après cela, on pourrait supposer que la quantité de chaleur libre est d'autant moindre que le travail accompli est plus considérable; pour qu'il en fût ainsi, il faudrait admettre que le muscle en activité fonc-tionnelle emploie une quantité de chaleur invariable; mais ce n'est pas ainsi que les choses se passent. *Le muscle proportionne la quantité de chaleur qu'il emploie au travail qu'il doit effectuer, et la quantité restant libre augmente si l'effort musculaire est plus énergique.*

Cette chaleur mise en liberté a d'ailleurs un rôle important à remplir; elle *sert à entretenir l'élasticité rétractile active* pour lui permettre de prolonger la durée de son travail; elle agit, en quelque sorte, comme réserve de combustible.

En résumé, on peut comparer le fonctionnement du muscle, comme cela a déjà été fait, à celui d'une *machine* transformant la chaleur en travail mécanique; mais, dans cette machine, l'appareil de transforma-tion serait un ressort continuellement tendu, dont la force élastique rétractile serait entretenue par du calorique, de sorte que, au moment du changement de forme, la quantité de chaleur non transformée en travail mécanique serait employée à maintenir au même degré la force rétractile.

Cette action conservatrice de l'élasticité active opérée par la chaleur mise en liberté est si évidente que, en physiologie, si nous refroidissons un muscle qui travaille et par conséquent si nous soustrayons cette chaleur libre, nous voyons aussitôt la contraction et par suite le travail diminuer ou même cesser complètement.

Mais une machine semblable à celle que nous venons de supposer n'existe pas dans l'industrie ; sa mise en marche serait très difficile et son rendement d'ailleurs très imparfait, non seulement à cause du peu de travail utile produit par rapport à la quantité de chaleur nécessaire mais encore à cause du prix de revient du combustible.

Aussi la plus simple observation nous permet-elle de constater que si la *machine représentée par le système musculaire de l'homme* donne, en apparence, un rendement supérieur à celui de la machine à vapeur (20 p. 100 au lieu de 10 p. 100), il faut, pour apprécier sainement ce rendement, défalquer le temps nécessaire au repos des muscles et le prix des matériaux destinés à l'entretien de la machine (alimentation azotée), et à la combustion (alimentation hydrocarburée). En faisant le calcul on voit que le rendement mécanique de l'*homme-machine* revient à un prix relativement très élevé.

Le travail moyen d'un homme valide est de huit à neuf heures sur vingt-quatre ; pendant ce temps il fournit environ 300 000 kilogram-mètres ou 4 000 chevaux-vapeur, qui représentent 707,54 calories ou 87,56 grammes de carbone dépensés en travail mécanique.

Une machine à vapeur de vingt chevaux donne ce résultat au bout de six minutes et demie, pour quelques centimes de houille. En huit heures cette machine donne le travail de soixante-douze hommés.

Le rendement des animaux et particulièrement du cheval, fournit une somme de travail plus considérable (six fois plus pour le cheval) ; mais, d'un autre côté, la durée de l'existence active du cheval étant moindre que celle de l'homme, l'élévation des frais d'amortissement et la briè-veté du travail total diminuent le bénéfice réalisé sur le travail quo-tidien.

Quoi qu'il en soit, il est certain que le muscle constitue une machine capable de fournir pendant longtemps une quantité de travail méca-nique très élevée, *en proportion de son poids*, et, *si on le considère seulement à cet égard, le muscle est évidemment la plus parfaite des machines*.

Il est même assez intéressant de constater que plus l'animal est petit c'est-à-dire présente un poids moindre, plus son travail musculaire possède d'énergie. Ainsi tout le monde connaît la force de la fourmi qui porte des fardeaux beaucoup plus volumineux et plus pesants qu'elle ; on sait aussi que le hanneton peut déplacer un poids égal à environ soixante-dix fois celui de son corps ; enfin il suffit de comparer le saut

d'une puce à celui d'un cheval pour juger de la disproportionnalité
entre le travail accompli et le poid du corps.

Si un affaiblissement ou un arrêt se produit dans le fonctionnement
du muscle, la cause doit en être recherchée :

Soit dans l'apport du combustible et sa fourniture (circulation, alimentation hydrocarburée) ;

Soit dans l'entretien (nutrition) de l'organe moteur (alimentation
azotée) ;

Soit dans le régulateur de la fonction et la mise en marche (système
nerveux central et périphérique, excitabilité musculaire) ;

Soit enfin dans le mode de transformation de l'énergie (élasticité, contractilité).

L'EXPLORATION ÉLECTRIQUE est certainement le plus sûr moyen de pré-
ciser la *nature*, la *cause* et le *siège* de l'accident survenu. A ce point de
vue déjà elle a donc une valeur indiscutable.

Mais ce qui donne à l'électricité sa véritable supériorité, c'est que,
parmi toutes les formes de l'énergie qui sont à notre disposition, elle
est la seule qui puisse rémédier à la plupart des accidents, et exercer
des réparations plus ou moins complètes dans une partie quelconque,
organique ou fonctionnelle, de la machine musculaire avariée.

CHAPITRE PREMIER

L'EXCITABILITÉ EN GÉNÉRAL ET L'EXCITANT ÉLECTRIQUE

SOMMAIRE. — L'excitabilité : sa définition ; — les irritants ou excitants. — Courte revue historique de la question. — La doctrine de l'excitabilité est la base de la physiologie et de la médecine actuelles. — L'étude de l'excitabilité doit être à la fois qualitative et quantitative. — L'évaluation des diverses excitabilités comporte deux méthodes. — Nécessité d'une mesure unitaire basée sur l'emploi des unités électriques. — Les unités électriques. — Leurs définitions.

« L'*Excitabilité* ou *Irritabilité* est, d'après la définition de Claude Bernard, l'aptitude à réagir physiologiquement (par un phénomène spécial) contre l'influence des circonstances extérieures. Cette propriété n'appartient ni aux matières minérales ni aux matières inorganiques ; c'est le privilège exclusif de la matière organisée et vivante, c'est-à-dire des éléments anatomiques vivants qui sont par conséquent, les seules parties irritables de l'organisme ; elle disparaît au moment de la mort. Elle distingue donc la matière organisée de celle qui ne l'est pas et, de plus, celle qui est vivante de celle qui ne l'est plus. En un mot, l'*irritabilité caractérise la vie*[1]. »

Claude Bernard admet en outre que l'irritabilité est de deux espèces : l'*irritabilité fonctionnelle* et l'*irritabilité nutritive*, qui comprend l'*irritabilité de formation* ou *de développement* de Wirchow.

« Dans un être vivant, en effet, il n'y a que trois choses : sa fonction,

---

1. Cl. Bernard. *Leçons sur les propriétés des tissus vivants*, p. 63 et suiv.

sa nutrition, son développement, et chacune de ces trois choses a ses irritants spéciaux comme son irritabilité particulière. »

Quant aux *irritants* ou *excitants*, on peut, avec notre grand physiologiste, les diviser en *irritants physiques, chimiques* et *vitaux*.

Les principaux *irritants physiques* sont : la chaleur, l'air, la lumière, l'humidité, l'électricité, etc.; ils peuvent jouer le rôle d'irritants fonctionnels ou nutritifs suivant qu'ils concourent à la manifestation de phénomènes fonctionnels ou de nutrition ; souvent aussi ce sont des irritants de développement.

Les *irritants chimiques* (acides dilués, glycérine, bile, etc.) peuvent aussi servir d'irritants de la fonction et de la nutrition; ainsi le sucre est l'excitant nutritif propre de la levure de bière (Pasteur.)

Les *irritants vitaux* sont ceux qu'on ne trouve que dans certaines conditions particulières créées par l'organisme; ainsi le nerf moteur est l'irritant du muscle et le nerf sensitif est l'irritant du nerf moteur.

Dans certains cas, les irritants physiques et chimiques peuvent produire les mêmes effets que les irritants vitaux; l'électricité par exemple, ou les acides, peuvent déterminer la contraction du muscle.

A ces trois ordres d'excitants que l'on peut appeler *physiologiques*, il convient d'ajouter les *excitants toxiques* ou *anormaux* (pathologiques,) qui agissent en modifiant, soit en plus, soit en moins, l'excitabilité propre des éléments anatomiques.

Tous les excitants, quelle que soit leur nature, doivent être regardés comme des irritants *spéciaux* de certains tissus ou de certains organes ; mais la spécialité n'est pas tout; il faut encore tenir compte de la *quantité de l'irritant* et de la *susceptibilité* plus ou moins délicate de l'organe excité.

Ce rapide exposé que nous empruntons presque textuellement aux leçons de l'illustre et regretté professeur du Collège de France, renferme les principales lois qui dirigent les physiologistes dans leurs recherches de laboratoire et les cliniciens dans leur diagnostic au lit du malade.

En effet, après avoir subi des fortunes diverses, la *théorie de l'irritabilité* ou *excitabilité* est universellement adoptée aujourd'hui.

Dès 1672, Glisson considérait l'irritabilité comme « une propriété caractéristique des êtres vivants ».

Un siècle plus tard, en 1777, Haller discutait et démontrait l'irritabilité propre du muscle, de cet organe que l'on considérait autrefois « comme un appareil passif gonflé par les esprits animaux[1] ».

Durant ce long intervalle de temps, d'autres théories avaient pris naissance; l'*animisme* de Stahl (1708), le *vitalisme* de Barthez (1734), le *névrisme* de Whytt et de Lory, ont lutté avec un certain succès contre l'irritabilité de Glisson. Mais ces théories ne pouvaient tenir longtemps contre les progrès de la science, et leurs conséquences mêmes les firent déchoir aux yeux des observateurs sérieux : les *animistes* étaient obligés d'accorder une âme aux végétaux comme aux animaux; les *vitalistes* admettaient « un principe premier et spécial à la vie, une force vitale simple et immatérielle, dont l'origine ne devait pas être recherchée » ; les *névristes*, plaçant dans les nerfs la propriété essentielle des êtres vivants, confondaient l'irritabilité avec la force nerveuse.

Plus tard enfin parurent les *matérialistes* qui virent dans l'âme physiologique de Stahl et dans le principe vital de Barthez et de Hufeland « une résultante des forces physico-chimiques générales et complexes qui existent dans les êtres vivants ».

Ce n'est qu'à la fin du siècle dernier et au commencement de celui-ci que la question de l'irritabilité fut remise en lumière. Après les célèbres travaux de Haller sur l'irritabilité musculaire, Brown admit l'*incitabilité* pour tous les tissus solides, mais il refusait cette propriété aux liquides; en outre, il ne tenait pas compte de la nature des incitants.

Tiedemann reconnut l'excitabilité des liquides (œuf, sang, plasma, blastèmes,) et distingua nettement les excitants des actions physico-chimiques, montrant qu'à l'inverse de ce qui a lieu pour ces dernières, « le corps excitant ne cède rien aux corps excités ».

Wirchow admet, outre les irritants physiologiques, desirritants pathologiques et divise l'irritabilité en trois espèces : fonctionnelle, nutritive, et de développement; nous avons vu plus haut que, d'après Claude Bernard, l'irritabilité de développement n'est qu'une manifestation de l'irritabilité nutritive.

Aujourd'hui, la doctrine de l'excitabilité n'a plus besoin d'être défendue et ses rares détracteurs n'ont pas encore pu lui opposer un ensemble de faits suffisant pour la battre en brèche. La terminologie peut être modifiée : on peut avec Tiedemann appeler excitabilité ce que

---

1. M. Duval. *Dictionnaire de méd. et de chir.*, article Muscle.

Brown nomme incitabilité, ce que Glisson, Wirchow et Claude Bernard nomment irritabilité; mais le terme seul est changé; la théorie reste la même et les phénomènes observés sont interprétés de la même façon.

La *biologie*, éclairée par la physiologie et par les incessantes découvertes de la physique et de la chimie, peut actuellement pénétrer bien avant dans l'explication des phénomènes vitaux; l'organisme vivant, cet insondable mystère des anciens philosophes, lui abandonne tous les jours quelques-uns de ses secrets.

La *médecine pratique* a suivi pas à pas la marche progressive de la science exprimentale; enrichie de ses découvertes, munie de doctrines vraies et d'appareils perfectionnés, elle interroge les diverses excitabilités des organes malades, elle étudie l'action des excitants normaux pour apprécier l'influence perturbatrice des excitants anormaux, et, certaine de son diagnostic, elle demande à la physique et à la chimie, ceux de leurs moyens qui peuvent rétablir l'équilibre troublé des excitabilités fonctionnelle ou nutritive.

La *médecine légale* elle-même, a souvent recours à l'étude de l'excitabilité pour diriger ses enquêtes au sein de l'organisme qui a cessé de vivre. S'adressant alors à des tissus vivants et sains, elle fait agir sur eux l'excitant toxique retiré du cadavre, et les modifications qu'elle constate dans l'excitabilité interrogée lui font connaître la qualité et l'influence de l'excitant employé.

On pourrait aussi montrer l'importance de l'étude de l'excitabilité en chimie organique et en botanique (fermentation, germination, accroissement des plantes).

Ce que nous avons dit à propos de l'organisme animal suffit à prouver que les bases de la physiologie et de la médecine reposent actuellement sur la doctrine de l'excitabilité, doctrine qui implique forcément la notion des *milieux extérieurs* dans lesquels sont plongés les organismes vivants.

L'étude de l'excitabilité, pour être complète, comporte des recherches à la fois *qualitatives* et *quantitatives*. Il ne suffit pas de savoir qu'un organe est excitable par un excitant déterminé, ou qu'il a perdu tout ou partie de son excitabilité; il faut encore connaître la *quantité* d'excitant qui lui est nécessaire à l'état normal pour entrer en fonction, et évaluer d'une façon aussi précise que possible la perte d'excitabilité qu'il peut subir dans certains cas.

La notion *qualitative* étant de beaucoup la plus facile à acquérir, c'est aussi celle qui est le plus fréquemment recherchée. De grandes discussions ont eu lieu parfois à propos de certains faits d'une interprétation délicate; telle, entre autres, la fameuse polémique au sujet de l'excitabilité propre du muscle. Mais aujourd'hui l'accord paraît être fait sur tous les points en litige, et il existe bien peu de physiologistes qui se refusent à admettre l'irritabilité Hallérienne.

On connaît maintenant tous les excitants normaux des différents organes et tissus vivants, à l'état sain; on connaît même l'action d'un grand nombre d'excitants anormaux (toxiques et pathologiques) ét l'on sait comment l'excitabilité de chaque organe est influencée par eux. Mais, si tout le monde admet que l'électricité, par exemple, peut exciter le nerf moteur, bien peu ont recherché qu'elle est la *quantité absolue* d'électricité nécessaire pour mettre cette excitabilité en jeu. On sait bien qu'il faut plus d'électricité pour exciter le muscle que pour exciter le nerf; que, dans les paralysies, cette quantité d'électricité doit encore être augmentée pour provoquer la contraction; mais ce sont là des notions vagues et les quantités de l'excitant électrique ne sont appréciées que d'une façon toute relative. Les termes : *courants faibles, moyens, forts,* dont on s'est toujours servi jusqu'à présent sont insuffisants et incompatibles avec l'état actuel de la science. Dans toutes les applications industrielles de l'électricité, les mesures sont prises avec une précision mathématique; les physiologistes et les médecins veulent-ils se réserver le singulier privilège d'être les seuls à se servir en aveugles d'une force dont le premier ouvrier d'usine sait apprécier et diriger la quantité ?

Cette question si importante des mesures unitaires a été soumise au Congrès des Électriciens de 1881; mais l'esprit de progrès qui animait les membres de ce Congrès n'a pas transpiré hors de son enceinte, au moins pour ce qui a rapport à la médecine, et les quelques travaux inspirés par ses savantes discussions n'ont eu qu'un bien petit nombre de lecteurs.

Ce que nous disons de l'excitant électrique peut s'appliquer à tous les excitants en général; on étudie leur action individuelle, on les compare entre eux, mais *on ne les mesure pas.*

Parmi les excitants, il en est dont l'évaluation absolue est certainement bien difficile; les excitants vitaux, par exemple, et les excitants pathologiques, ne peuvent pas encore être soumis à des mesures aussi exactes que celles applicables à l'excitation électrique ; mais pour cette dernière, au moins, nous avons le droit de réclamer autre chose que des indications vagues et sans valeur.

Pour évaluer une excitabilité, l'excitabilité du nerf moteur par exemple, on peut avoir recours à *deux méthodes :*

1° Ou bien on emploie un excitant invariable et l'on évalue l'excitabilité d'après les effets produits par cet excitant ;

2° Ou bien on se sert d'excitations de nature ou d'intensité différentes (éléments de pile en nombre variable, bobines d'induction, condensateur, choc mécanique, etc.) jusqu'à ce que l'on obtienne un résultat déterminé.

Dans le *premier cas*, la comparaison des résultats est difficile, souvent même elle est impossible.

Supposons que l'on excite un nerf sain avec un excitant quelconque de faible intensité. On soumet ensuite l'animal à une influence pathologique dont on veut déterminer l'effet. Si cette influence augmente l'excitabilité (strychnine), le premier excitant provoque une réaction plus intense et proportionnelle à l'accroissement d'excitabilité ; si au contraire l'excitabilité est diminuée par l'influence pathologique (curare), l'excitant étalon peut rester sans aucun effet appréciable.

Ce résultat négatif indique bien que l'excitabilité est tombée au-dessous du minimum préalablement observé, mais il nous laisse sans aucun renseignement sur la valeur de cette diminution ; pour savoir si l'excitabilité a subi une modification totale ou seulement partielle, il faut employer une nouvelle excitation plus énergique ou d'une autre nature, et l'on rentre alors dans les conditions de la seconde méthode.

Si, dès le début, au lieu de prendre un excitant faible, nous avions eu recours à un excitant fort, nous aurions pu suivre l'affaiblissement graduel de l'excitabilité provoquée par le curare ; mais, par contre, dans le cas de la strychnine, il nous aurait été difficile d'assister aux différentes phases de l'excitabilité croissante, parce que l'excitation elle-même aurait tout d'abord déterminé une réaction très supérieure au degré minimum normal. On sait, en effet, que les réactions croissent avec l'intensité de l'excitation jusqu'à un certain degré maximum qui ne peut être dépassé.

On voit que cette première méthode ne nous fournit que des renseignements comparatifs très incomplets et que son emploi exige, en quelque sorte, une connaissance préalable du *sens d'action* des influences que l'on étudie. Elle ne peut guère donner, à elle seule, que des évaluations qualitatives ; les indications quantitatives y sont comprises dans des limites très étroites.

La *seconde méthode* est d'une application plus générale et donne à la fois des évaluations quantitatives et qualitatives très étendues ; en effet, la comparaison des différents excitants ou des différentes valeurs d'un même excitant nécessaires pour obtenir un même résultat est plus facile que la comparaison des différents phénomènes physiologiques provoqués par une excitation toujours identique. Mais pour que les renseignements obtenus avec la seconde méthode aient une valeur réelle, il est nécessaire que les termes de comparaison soient bien déterminés, et les mêmes pour tous les expérimentateurs ; or ce desideratum n'avait pas encore été rempli.

En physiologie et en clinique, on se sert, comme moyens d'excitations, de piles, de bobines, de pincements, de piqûres, d'applications de calorique, etc., sans que les valeurs de ces nombreux moyens soient étalonnées d'une façon précise et rapportées à une unité absolue.

Ainsi, dans certaines observations de paralysie, on signale que douze éléments de pile suffisaient pour produire la contraction musculaire du côté sain, tandis que du côté malade il fallait en employer vingt-cinq.

Quelle était la force électro-motrice de ces éléments?

Quel pôle appliquait-on sur le nerf? Quelle était la résistance du malade? Enfin et surtout, quelle était, en unités absolues, l'intensité du courant dans les deux cas? Autant de questions qui restent généralement sans réponse.

Ailleurs, un médecin auriste nous dit qu'un sujet entend le bruit de sa montre placée à dix centimètres de l'oreille droite, tandis qu'il faut la rapprocher à deux centimètres pour que le bruit soit perçu par l'oreille gauche. Nous savons bien, dans ce cas, que l'acuité auditive est diminuée à gauche, mais de combien exactement ? Et d'abord, quelle est la valeur de l'acuité auditive normale? l'oreille droite, la plus sensible chez ce sujet, avait-elle sa sensibilité intacte? Et puis toutes les montres n'ont pas le même bruit; de telle sorte que les dix centimètres trouvés par le premier expérimentateur se réduiront peut-être à sept ou huit avec la montre d'un second.

En résumé, il faut avoir une *unité d'excitation*, toujours comparable à elle-même, et dont les variations soient aussi exactement appréciables que les multiples et les sous-multiples de l'unité dans le système décimal. Une fois la valeur des excitants bien établie au moyen de cette unité, il est facile d'en déduire la valeur correspondante de l'excitabilité normale des divers organes, et, par suite, les variations en plus ou en moins que celle-ci peut subir, ces variations d'excitabilité s'évaluant d'après les variations correspondantes observées dans la quantité de l'excitant employé.

Nous n'avons pas la prétention de mesurer tous les excitants, ni toutes les excitabilités ; nous avons surtout en vue les explorations les plus communes de la clinique et de la physiologie, c'est-à-dire l'excitabilité du nerf moteur, du muscle, des nerfs de sensibilité générale, et d'un nerf de sensibilité spéciale, le nerf auditif.

Or, pour toutes ces recherches, la force excitatrice nous sera fournie par l'électricité. De toutes les formes de l'énergie, l'électricité est celle qui peut le plus facilement se plier à des transformations multiples et devenir à volonté un excitant de l'ouïe, de la sensibilité, du mouvement aussi bien au point de vue nutritif qu'au point de vue fonctionnel. En outre, elle possède des *unités de mesure* universellement reconnues et que nous pouvons adopter.

Enfin il existe déjà un très grand nombre d'appareils nous permettant d'appliquer la force électrique à la médecine, et tous les jours ces appareils se simplifient et deviennent à la fois plus pratiques et plus précis ; nous en présenterons ici plusieurs qui sont le résultat de nos recherches personnelles.

Les *unités électriques* sont multiples, chacune d'elles ayant une détermination bien définie ; ainsi il y a :

L'unité de *force électromotrice*, le *volt ;*

L'unité d'*intensité*, l'*ampère ;*

L'unité de *quantité*, le *coulomb ;*

L'unité de *capacité*, le *farad ;*

L'unité de *résistance*, l'*ohm.*

Dans les diverses applications de l'excitant électrique, ces unités ne peuvent guère être prises séparément, car elles sont toutes solidaires les unes des autres.

Ainsi dans l'emploi thérapeutique du courant galvanique, les unités d'intensité et de quantité sont les plus usitées; mais elles exigent la notion de la force électromotrice de la pile, de sa résistance intérieure et de la résistance du circuit extérieur (c'est-à-dire du malade) : ces différentes quantités devant être exprimées dans leurs unités correspondantes. Or, comme la résistance du corps humain est très grande et que, d'autre part, on a souvent besoin de courants assez énergiques, le meilleur moyen pour faire varier leur intensité en plus ou en moins est d'agir sur la force électromotrice de la pile, c'est-à-dire d'augmenter ou de diminuer le nombre de ses éléments. Dans les expériences de physiologie, l'intensité des courants doit être souvent beaucoup plus faible que celles des courants thérapeutiques, de sorte que les variations que l'on veut faire subir à l'excitant doivent être elles-mêmes, en général, très petites. Il est préférable alors pour modifier l'intensité du courant, d'agir, non plus sur la force électromotrice de la pile mais sur la résistance du circuit extérieur.

Dans beaucoup de cas d'ailleurs, où l'on n'emploie qu'un seul élément de pile, il serait presque impossible de faire varier la force électromotrice, tandisqu'en s'adressant à la résistance du circuit extérieur on peut faire varier l'intensité du courant dans les limites voulues.

Si, au lieu de *courants galvaniques*, on emploie comme excitants les *courants induits* ou *faradiques*, c'est la force électromotrice de ces courants qu'il importe de mesurer; mais cette mensuration devient très difficile avec l'emploi des *bobines d'induction* ordinaires, car il faut tenir compte, non seulement des constantes de la pile et de la résistance du circuit inducteur, mais aussi des dimensions du noyau de fer doux de la bobine, de la longueur et du diamètre du fil induit, du nombre de spires résultant de son enroulement, de la distance qui le sépare du fil inducteur, et enfin du nombre des interruptions du courant inducteur. Les calculs deviennent alors très compliqués, et cependant il est impossible d'avoir autrement une évaluation exacte de l'excitation, à moins de faire usage d'appareils spéciaux très délicats et assez difficiles à manier.

En pratique, on se contente ordinairement de modifier l'énergie du courant excitateur en écartant plus ou moins la bobine induite de la bobine inductrice, et la grandeur de cet écartement est exprimée en centimètres et en fractions de centimètre, ce qui permet d'avoir un terme de comparaison pour les effets produits.

Mais cette méthode ne peut être définitive, car il faudrait, pour qu'elle eût une valeur réelle, que les bobines employées par les physiologistes et les médecins fussent toutes construites exactement sur le même modèle et que la pile qui fournit le courant inducteur eût, dans tous les cas, la même force électromotrice et la même résistance intérieure ; or, ces résultats sont loin d'être atteints jusqu'à présent. Il est donc nécessaire de modifier les conditions de la mensuration des courants induits pour la rendre pratique ; nous verrons plus loin la méthode proposée par nous pour atteindre ce but.

L'*unité de capacité* offre l'avantage de pouvoir s'appliquer à la fois au diagnostic médical, aux recherches de physiologie et à l'électrothérapie ; aussi est-ce à elle que les membres du Congrès des Électriciens ont surtout songé lorsqu'ils ont voulu établir une mensuration unitaire des excitations électriques.

Toutefois, les diverses méthodes proposées au Congrès nécessitent l'emploi d'appareils nouveaux que l'on ne trouve pas encore chez nos fabricants et qui, d'ailleurs, présentent une certaine difficulté de construction. Cependant, avec les *condensateurs* dont nous disposons actuellement, nous pouvons déjà entreprendre des recherches assez précises ; dans certains cas même, l'emploi des courants induits ne donne aucun résultat alors que la décharge d'un condensateur produit des effets très nets et très faciles à étudier. La principale objection que l'on puisse faire à cette méthode, au point de vue pratique, c'est la multiplicité et le prix relativement élevé des appareils que son emploi exige. Mais l'usage des condensateurs, comme méthode d'excitation, implique forcément, outre la notion de la capacité de l'appareil condensant, la connaissance exacte de la force électromotrice qui sert à le charger ; de sorte qu'avec cette méthode comme avec toutes les autres, on retrouve toujours la nécessité de faire intervenir les différentes unités électriques pour connaître la valeur exacte de celle qui sert de moyen de mesure.

On voit d'après cela que le physiologiste ou le médecin qui veut faire une étude sérieuse des excitabilités nerveuse et musculaire, soit à l'état sain, soit à l'état pathologique, doit se résoudre à connaître les unités électriques, ainsi que les termes techniques qui servent à les exprimer et les formules qui permettent d'obtenir leur évaluation numérique.

Nous avons déjà insisté longuement sur ces formules à propos des applications thérapeutiques de l'électricité[1] et nous aurons souvent occasion d'y revenir dans le cours de ce travail; mais nous croyons utile de rappeler, dès à présent, les définitions des unités électriques adoptées par le Congrès.

Les différentes formes de l'*énergie*, communément appelées *forces* (chaleur, mouvement, lumière, affinités chimiques) peuvent subir une transformation par suite de laquelle elles deviennent *électricité*. L'une de ces transformations, la plus usitée en médecine et en physiologie, est celle qui résulte de l'attaque du zinc par de l'eau acidulée. Sous l'influence de cette action chimique, l'eau acidulée et le zinc prennent un nouvel état électrique, différent pour chacun de ces deux corps, ou, comme l'on dit, ils se trouvent chacun à un *potentiel différent*. Cette différence des potentiels du zinc et de l'eau est plus communément appelée *tension* ou *force électromotrice*, bien que ces diverses dénominations ne soient pas exactement synonimes.

Voici deux définitions que nous empruntons à l'excellent ouvrage du Dr Bardet[1] et qui sont à la fois claires et exactes : « On appelle *force électromotrice* la force qui lutte contre le retour à l'état d'équilibre des corps électrisés. »

« La *tension* est le plus ou moins d'énergie avec laquelle l'électricité tend à s'éloigner de sa source; elle dépend de l'énergie de la force électromotrice. »

Quant au *potentiel*, sa définition est beaucoup plus difficile à trouver; voici celle qu'en a donnée M. R. Pictet : « Le potentiel d'un corps est la provision de force accumulée dans ce corps[2]. »

D'après le Dr Gariel, « on dit que deux corps sont *au même potentiel* lorsque, réunis par un fil conducteur fin, leur état électrique ne subit aucune modification. Dans le cas contraire, on dit qu'ils sont *à des potentiels différents* et, par convention, celui qui cède de l'électricité est dit à un potentiel plus élevé que celui qui reçoit de l'électricité, quels que soient les signes caractéristiques de l'état électrique de chacun de ces corps. L'équilibre électrique n'est déterminé ni par l'égalité des *quantités* d'électricité ni par l'égalité de *tension*.

---

1. Boudet de Paris. — *L'électricité, ses applications au diagnostic et au traitement des maladies.* — *Revue de médecine*, 1881 et 1882.

2. G. Bardet. — *Traité élémentaire et pratique d'électricité médicale*, p. 21.

3. R. Pictet. — *Mémoire sur la liquéfaction de l'oxygène.*

» Ces phénomènes ont leurs analogues parmi les phénomènes hydrauliques : Étant donnés deux réservoirs pleins de liquide et réunis par un tuyau qui aboutit au fond de chacun d'eux, l'équilibre, dans ces deux réservoirs, ne dépend ni de la *quantité* de liquide qu'ils contiennent, ni de la *pression* exercée par lui sur le fond de chacun des vases; l'équilibre existe ou n'existe pas suivant que les *niveaux* sont ou ne sont pas sur le même plan horizontal, c'est-à-dire suivant que ces niveaux sont ou ne sont pas à la même distance d'un plan horizontal donné. Cette *hauteur de niveau* est l'analogue du potentiel. Le potentiel peut donc être appelé le *niveau électrique*[1]. »

Ainsi, dans une pile Daniell, le zinc est attaqué par l'acide sulfurique; il y a formation de sulfate de zinc, et une quantité équivalente d'hydrogène va réduire le sulfate de cuivre; or, dans ce cas, « il existe, au contact du zinc et du liquide acide une force électromotrice dont la valeur serait mesurée par celle de la différence de potentiel observé[1] ». Ajoutons que la force électromotrice est indépendante de la surface du métal attaqué et du volume de l'eau acidulée; elle dépend de la nature de ce métal et du degré de concentration du liquide.

L'unité de force électromotrice est appelée *volt* (du nom de Volta). Pratiquement, un volt correspond, à peu de chose près, à la force électromotrice d'un élément Daniell; un élément Léclanché possède un un peu plus, soit 1 volt, 45; un Bunsen, 1 volt, 96; un élément Gaiffe au chlorure d'argent, 0 volt, 915; un élément Grenet, 2 volts, 02.

L'unité d'intensité est appelée *ampère*. *Un ampère représente la quantité d'électricité qui, engendrée par une force électromotrice d'un volt, traverse, dans l'unité de temps, la seconde, un conducteur ayant l'unité de résistance, un ohm.* Lorsqu'il s'agit d'électricité médicale, cette unité est de beaucoup trop élevée, et l'on a l'habitude de compter par *milliampères*, ou millièmes d'ampère; en physiologie, l'intensité des courants généralement employés est très faible, et l'évaluation doit souvent se faire en sous-multiples du milliampère.

D'après la définition qui précède, on voit que la *quantité totale d'électricité* émise par un électromoteur (pile ou machine), et envoyée dans un organe quelconque, nerf ou muscle, s'évalue en multipliant l'inten-

---

1. C. M. Gariel. — *Traité pratique d'électricité médicale*, p. 61.
2. C. M. Gariel. — *Notions générales sur les piles et les courants — in l'Électricien*, juin 1882.

sité du courant par le nombre de secondes pendant lequel il reste appliqué. *L'unité de quantité dont on se sert pour cette évaluation porte le nom de coulomb. Un coulomb représente donc la quantité d'électricité fournie par un courant d'un ampère pendant une seconde*; de sorte qu'avec un courant de 10 milliampères appliqué pendant trois minutes (180 secondes) la quantité totale d'électricité fournie par la pile serait égale à 1 coulomb, 8.

Mais pour l'évaluation de l'intensité et, par suite, de la quantité, il est indispensable de connaître la *résistance intérieure de l'électromoteur* et la *résistance du circuit extérieur*, y compris celle de l'organe traversé par le courant et qui fait partie de ce circuit. Or la résistance opposée par un conducteur au passage du courant varie avec la nature de ce conducteur, c'est-à-dire avec sa *conductibilité propre ou spécifique*; en outre, *elle est directement proportionnelle à la longueur du conducteur et inversement proportionnelle à sa section*; par conséquent une pile est d'autant moins résistante que les surfaces actives immergées sont plus grandes et plus rapprochées l'une de l'autre; et, à longueur égale, un nerf est plus résistant qu'un muscle parce que le tissu nerveux est moins bon conducteur que le tissu musculaire, et aussi parce que le nerf a une section moindre que le muscle.

L'unité de résistance porte le nom de *Ohm*, célèbre physicien allemand qui a formulé les principales lois des courants électriques. Un ohm équivaut, à peu de chose près, à la résistance qu'opposent au passage du courant 100 mètres de fil télégraphique en fer galvanisé de 4 millimètres de diamètre, ou encore à une colonne de mercure ayant 106 centimètres de hauteur et une section de 1 millimètre.

Dans les recherches physiologiques, il est très important de tenir compte de la *section et de la nature des excitateurs* qui amènent le courant à l'organe en expérience. En effet, le degré d'excitabilité, surtout pour les nerfs sensibles, ne doit pas être rapporté seulement à l'intensité du courant excitateur, mais aussi à la *densité* de ce courant au niveau de ses points d'application; or, la *densité d'un courant, considérée en divers points d'un circuit, est inversement proportionnelle à la surface de section du circuit en ces divers points*. De sorte qu'il peut souvent arriver que, pour une égale intensité de courant, un nerf est fortement excité si l'excitateur appliqué sur lui a une faible section, alors qu'il ne l'est que peu ou pas du tout, si l'excitateur a une large surface.

L'emploi des *condensateurs* chargés par la pile galvanique est encore peu répandu, et cependant il présente de sérieux avantages ainsi que nous l'avons dit plus haut. Des feuilles d'étain, séparées par des lames de mica ou par des feuilles de papier paraffiné, sont réunies en deux séries, de manière à former deux armatures enchevêtrées l'une dans l'autre, mais sans communication entre elles.

En mettant ces deux armatures en rapport avec les deux pôles d'une batterie galvanique, on leur communique une certaine charge dont l'énergie est en rapport avec la surface de condensation et la force électromotrice de la pile. En reliant ensuite les armatures aux excitateurs placés sur un nerf ou sur un muscle, on envoie dans cet organe une décharge qui met en jeu son excitabilité propre. Quant à la valeur de cette décharge, elle se mesure au moyen de *l'unité de capacité*, le *farad* (du nom de Faraday), ou mieux son diminutif, le *microfarad*. *Le farad est la capacité d'un condensateur qui contient un ampère au potentiel d'un volt*. Cette unité est toute théorique, car, pour la représenter expérimentalement, il faudrait un condensateur constitué par plusieurs millions de mètres carrés d'étain. Le *microfarad* dont on se sert habituellement, et qui *est la millionième partie du farad*, « peut être représenté par un condensateur contenant environ trois cents feuilles circulaires d'étain, séparées par des lames de mica et contenues dans une boîte de 8 centimètres de hauteur et de 16 centimètres de diamètre[1] ». On peut construire des condensateurs étalonnés en multiples et en sous-multiples du microfarad, et il est facile, en faisant varier la force électromotrice de la batterie de charge, d'obtenir des excitations différentes d'une valeur exactement connue.

Telles sont, en quelques lignes, les diverses unités auxquelles nous aurons recours dans nos recherches expérimentales et nos applications thérapeutiques ; nous verrons par la suite comment leur emploi, associé à celui d'appareils bien combinés, nous permet de rapporter à une mesure uniforme et précise un grand nombre de phénomènes physiologiques et pathologiques.

---

1. J. H. Gordon. — *Traité expérimental d'électricité et de magnétisme*, traduction de M. J. Raynaud, t. 1er, p. 519.

CHAPITRE II

L'EXCITABILITÉ MOTRICE ET L'EXCITANT GALVANIQUE

Sommaire. — Des diverses méthodes d'exploration de l'excitabilité motrice basées sur l'étude des phénomènes physiologiques, physiques et chimiques, accompagnant la mise en jeu de l'excitabilité.

La neurilité. — La vibration nerveuse. — Oscillation négative. — Période d'excitabilité latente; phénomènes électriques observés pendant cette période. — La force nerveuse.

Du courant galvanique employé comme excitant; difficultés résultant de l'emploi de ce mode d'excitation. — Expérience type d'excitation galvanique sur la grenouille. — Variations de la résistance des tissus organiques excités.

Polarisation électrolytique. — Force contre-électromotrice de polarisation; son évaluation.

La polarisation du système musculaire peut se faire au travers des téguments; expériences qui le démontrent.

L'augmentation d'excitabilité qui succède au renversement du courant excitateur est dû à la force électromotrice de polarisation.

La force contre-électromotrice de polarisation agit en modifiant la force nerveuse et la tonicité musculaire.

A l'état normal, le muscle est excité à se mouvoir par l'influx nerveux, volontaire ou reflexe, que lui transmettent les conducteurs nerveux moteurs. Sous l'influence de cette excitation, le muscle entre en mouvement et peut accomplir un certain travail mécanique, en même temps qu'il dégage de la chaleur et de l'électricité, et qu'il est le siège d'échanges chimiques. Chez quelques animaux, l'excitation de certains organes, analogues au muscle, provoque non plus du mouvement mais une véritable décharge électrique ou l'apparition d'une lueur phosphorescente. Quoiqu'il en soit, la propriété musculaire principale, la *contractilité*, ne doit pas être confondue avec l'*excitabilité;* la première n'appartient qu'à un certain tissu organique ; la seconde est une propriété commune à tous les organismes vivants.

Quelque différentes que soient ces deux propriétés, il est certain qu'elles ont entre elles de nombreux points de rapport qui permettent au physiologiste d'apprécier la variation de l'une par l'étude des modifications de l'autre. Du moment où l'organe excité doit répondre par un mouvement, il est bien évident que la grandeur de ce mouvement rend compte de l'excitabilité de l'organe ; et si, d'autre part, le rendement fonctionnel est, jusqu'à un certain point, proportionnel à la grandeur de l'excitant, on peut, de l'évaluation même de la fonction, déduire à la fois la valeur de l'excitabilité de l'organe, et la valeur quantitative de l'excitant. Telle est la méthode à laquelle nous aurons recours pour nos évaluations, tout en indiquant les autres moyens qui peuvent concourir à l'étude de l'excitabilité nerveuse et musculaire.

Chez l'animal en expérience, l'excitation du muscle n'est plus le fait de *sa* volonté ; l'opérateur fait apparaître le mouvement comme et quand bon lui semble. Les muscles de l'animal vivant peuvent conserver leurs propriétés physiologiques, mais la mise en jeu de leur fonction est subordonnée à la volonté de l'expérimentateur ; celui-ci, au moyen des différents excitants physiques ou chimiques, fait mouvoir le muscle, soit en s'adressant directement à lui (*excitation directe*), soit en requérant l'intervention du système nerveux (*excitation indirecte*). Dans certains cas même, le muscle est complètement séparé du reste de l'organisme, et son fonctionnement tombe alors sous l'entière dépendance des excitations extérieures.

Ces diverses méthodes d'observation doivent être toutes employées lorsqu'on veut étudier la fonction du mouvement musculaire dans tous ses détails.

Dans la recherche de l'excitabilité, les renseignements donnés par les modifications de la contractilité ont une importance capitale ; mais, en général, il n'est pas nécessaire, pour obtenir ces renseignements, d'interroger minutieusement toutes les autres propriétés du tissu musculaire.

L'apparition du mouvement nous indique que le muscle est excitable et qu'il manifeste cette excitabilité par une contraction ; les degrés de cette excitabilité sont évalués d'après les modifications correspondantes du mouvement ; quant aux variations de l'*élasticité*, de l'*extensibilité*, etc., nous n'avons pas à nous en occuper spécialement ici ; elles rentrent dans l'étude complète et détaillée de la contractilité et nous avons vu ailleurs le rôle important qu'elles remplissent dans l'acte musculaire[1].

Cependant comme le muscle excité produit autre chose que du mouvement, un grand nombre de physiologistes ont cherché à apprécier les résultats de l'excitation, non plus d'après les manifestations de la contractilité, mais par l'étude des phénomènes concomitants, c'est-à-dire, le dégagement de chaleur et d'électricité et les échanges chimiques qui ont lieu dans le tissu musculaire. Ces recherches ont amené des découvertes fort intéressantes que l'on trouvera parfaitement résumées dans les excellentes leçons de M. Ch. Richet[2]. Mais elles sont toujours très difficiles à exécuter, et, à cause même de ces difficultés expérimentales, il arrive souvent que les résultats diffèrent dans des proportions assez considérables.

L'appréciation de ces phénomènes n'en reste pas moins d'un haut intérêt scientifique. Supposons, par exemple, qu'une excitation est envoyée à un nerf moteur; en même temps que le muscle correspondant entre en mouvement, on peut constater dans ce muscle le dégagement d'une certaine quantité de chaleur et une variation subie par son état électrique; l'analyse des gaz contenus dans le sang de ses artères et de ses veines montre aussi que, pendant sa contraction, le tissu musculaire a oxydé une certaine quantité de carbone. Ces diverses recherches sont assez faciles à exécuter, parce que les phénomènes ont une durée relativement grande; mais il n'en est plus de même lorsqu'il s'agit d'apprécier ceux qui ont lieu pendant *l'intervalle de temps extrêmement court qui sépare le moment où le nerf est excité de celui où le muscle répond à l'excitation.* Cet intervalle de temps est connu en physiologie sous le nom de *période d'excitation latente* ou *temps perdu du muscle.*

Sa *durée*, à l'état normal, varie avec la longueur du nerf excité et l'intensité de l'excitation; elle est en moyenne de un centième (Helmholtz) ou huit millièmes de seconde (Mendelssohn).

Que s'est-il passé pendant ce laps de temps si court, du côté du nerf et du côté du muscle? L'excitation appliquée sur le nerf n'a pas été transmise directement au muscle sans changer de nature. Elle a

<hr>

1. Boudet de Paris. — *De l'élasticité musculaire,* 1880.
2. Ch. Richet. — *Physiologie des muscles et des nerfs,* 1882.

d'abord mis en jeu ce que M. Vulpian a nommé la *neurilité*, c'est-à-dire la *propriété qu'a le nerf de répondre par un ébranlement moléculaire a une excitation quelconque*; et c'est cette vibration moléculaire qui est allée déterminer le mouvement musculaire. Or, on sait aujourd'hui que la *vibration nerveuse* chemine avec une rapidité d'environ 20 à 26 mètres par seconde chez la grenouille et de 30 à 34 mètres chez les animaux à sang chaud. Mais le nerf n'a-t-il pas répondu à l'excitation autrement que par cet ébranlement moléculaire auquel M. Ch. Richet donne le nom de vibration nerveuse? Évidemment si.

De même que dans le muscle, à côté de la fonction principale, le mouvement, on a vu naître de la chaleur et de l'électricité, de même dans le nerf, à côté de la manifestation principale, la vibration nerveuse, on peut aussi reconnaître un dégagement de chaleur et d'électricité.

On connaît les nombreux travaux des physiologistes allemands sur l'électricité du nerf; les noms de Du Bois-Reymond et de Pflüger sont restés attachés à la découverte et à l'étude de l'*oscillation négative*. On sait aussi que M. d'Arsonval a démontré par des expériences à la fois simples et probantes que l'*oscillation négative est un phénomène purement physique dû aux changements de forme (diminution de surface) subis par le muscle pendant sa contraction.*

D'autres physiologistes ont poussé plus loin la recherche des phénomènes électriques consécutifs à l'excitation du nerf. Ainsi Bernstein a montré que la vitesse de la *variation électrique, dans le nerf*, est de 28 mètres par seconde; cette vitesse se rapproche donc beaucoup de celle de la vibration nerveuse; d'après le même auteur la durée de la variation est de six dix-millièmes à sept dix-millièmes de seconde et elle est *précédée elle-même d'un temps perdu* égal à un quinze-centième de seconde.

D'un autre côté, Gad[1] a montré qu'une variation électrique commence à apparaître, *dans le muscle*, après les quatre premiers millièmes de seconde qui suivent l'excitation du nerf; cette variation électrique atteint son maximum après le septième millième de seconde; puis elle change brusquement de sens.

De sorte que, si on examine ce qui, d'après ces auteurs, se passe

1. Gad. — *Archiv für Physiologie*, 1877.

dans le nerf et dans le muscle pendant le centième de seconde qui sépare le moment de l'excitation du nerf du moment où débute la contraction musculaire, on voit :

1° Au bout de 0,0006 seconde, une variation électrique a lieu dans le nerf;
2°   —   0,0012   —   cette variation est terminée;
3°   —   0,004   seconde, une variation a lieu dans le muscle;
4°   —   0,007   —   cette variation change brusquement de sens;
5°   —   0,01   seconde, apparaît la contraction musculaire.

La figure suivante (fig. 1) indique schématiquement le moment d'ap-

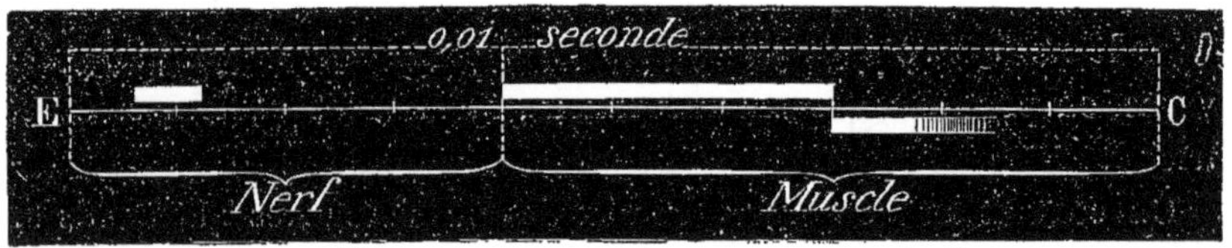

Fig. 1. — Schéma indiquant le moment d'apparition et la durée des variations électriques qui ont été signalées par Gad et Bernstein dans le nerf et dans le muscle, pendant l'intervalle de temps (0,01 seconde) qui sépare l'excitation du nerf (E) de la contraction musculaire, (C).

parition et la durée relative de ces divers phénomènes électriques qui ont lieu pendant la période d'excitation latente; nous l'avons construite d'après les données numériques des auteurs mentionnés plus haut.

La période d'excitation latente peut donc être considérée comme le temps nécessaire au nerf pour accomplir sa fonction, et au muscle pour préparer la sienne.

La *fonction du nerf consiste dans la mise en jeu d'une force capable d'exciter le muscle;* cette force que nous appelerons *force nerveuse*, sans rien préjuger de sa nature, est transmise, comme la plupart des autres forces par une vibration moléculaire d'une certaine durée, et son apparition s'accompagne d'effets caloriques et électriques, tout comme l'apparition du mouvement musculaire. Ici, comme partout, nous retrouvons les conditions générales au milieu desquelles on voit se manifester une forme quelconque de l'énergie.

Mais, tout en reconnaissant que les forces physiologiques sont soumises à des lois semblables à celles qui gouvernent les forces physiques, nous croyons qu'il *ne faut pas identifier ces forces*. La lumière, le mouvement, la chaleur, l'électricité, les affinités chimiques jouent certainement un grand rôle dans le fonctionnement de l'organisme vivant ; mais nous n'avons pas de raisons suffisantes pour affirmer qu'*aucune autre force* ne prend part à ce fonctionnement. La pensée, la mémoire, l'influx volontaire sont certainement des manifestations de forces purement matérielles et organiques ; toutefois nous ne pouvons pas encore les considérer comme des manifestations électriques, caloriques ou chimiques ; le mouvement moléculaire doit probablement intervenir dans l'accomplissement de ces diverses fonctions, mais quelle forme de l'énergie est-il destiné à transformer? Certains physiologistes sont allés trop loin, à notre avis, en proclamant l'électricité comme étant la force principale que le nerf met en jeu pour exciter le muscle ; l'analogie des résultats n'entraîne pas forcément l'identité des causes. Pour notre part, nous préférons voir dans la force nerveuse, la manifestation d'une forme de l'énergie, encore inconnue dans son essence, et dont les effets sont soumis aux mêmes lois que les autres forces naturelles.

Étudier l'excitabilité du nerf c'est donc étudier l'ensemble des conditions qui permettent à la force nerveuse de se manifester ; et comme cette force agit sur une machine organique, le muscle, dont il est facile d'apprécier le fonctionnement, nous pouvons, sans chercher à approfondir la nature de la force nerveuse, évaluer et mesurer son énergie par l'étude de ses effets, c'est-à-dire du mouvement musculaire. Le muscle peut donc être, en quelque sorte, considéré comme le *dynamomètre de la force nerveuse.*

Pendant longtemps, les excitations des nerfs et des muscles ont été faites au moyen du courant fourni par la *pile;* c'est à l'aide de ce courant que tous les physiologistes, à la suite de Volta et de Galvani ont interrogé l'excitabilité motrice, jusqu'au jour encore peu éloigné de nous, ou Rumhkorff a doté la science d'un appareil permettant de produire et d'utiliser facilement les *courants d'induction.* Depuis, la *bobine de Rumhkorff* a subi quelques transformations de détail, particulièrement entre les mains de Siemens et Halske, et son emploi s'est vite répandu. Mais il est certain que la plupart des notions que nous possédons actuellement en électrophysiologie datent de plus loin et ont été fournies par les courants galvaniques ou voltaïques (courant de pile). Il est donc tout naturel que nous donnions quelques détails sur l'application de ces courants.

Les *lois de l'excitation galvanique,* sur lesquelles nous reviendrons plus tard, sont aujourd'hui publiées dans tous les ouvrages classiques ; seulement les divers expérimentateurs qui les ont énoncées ou contrôlées ont négligé d'indiquer l'intensité des excitations qu'ils employaient ; les termes : *courant fort, moyen, faible* n'ont pas de limites précises et les différentes appréciations, tout arbitraires qui ont pu être faites de l'énergie de ces excitations rendent bien compte des nombreuses divergences observées dans les résultats ; d'où la variété des opinions qui divisent encore bon nombre de physiologistes et qui disparaîtrait sans aucun doute si l'on voulait s'astreindre à opérer dans des conditions toujours identiques.

En dehors même de cette non-entente sur la valeur des excitations, il est évident que, pour un même observateur, cette valeur est souvent modifiée par les conditions mêmes de l'expérimentation, ce qui en rend l'appréciation à peu près impossible si l'on n'a pas un moyen de mesure, un point de repère invariable. Tel courant désigné comme étant de force moyenne par rapport à un nerf humain, recouvert de ses téguments, pourra devenir très fort par rapport à un nerf dénudé chez l'animal, ou bien si, tout en restant appliqué sur le même nerf, on fait varier, par exemple, sa durée, ou les excitateurs qui le transmettent, ou la longueur de tissu excitable comprise entre ses points d'application.

Or, à part quelques rares exceptions, les comptes rendus des expériences sont muets à l'égard de ces conditions de technique qui peuvent quelquefois renverser complètement la signification de l'expérience décrite. Bien d'autres détails devraient être encore notés qui ont une grande importance et qui sont souvent passés sous silence ; tels, par exemple, la température du lieu où l'on opère, le degré de sécheresse ou d'humidité des tissus excités, *l'état de fraîcheur physiologique ou fonctionnelle* dans lequel se trouvent ces tissus au moment où l'on expérimente, etc. Tous ces renseignements peuvent paraître superflus, et cependant nous ne saurions trop le répéter, si on les néglige, l'électrophysiologie n'a plus aucune précision et les résultats varient avec la personnalité de l'expérimentateur. Et d'ailleurs, on s'en rend facilement compte, lorsqu'il s'agit de répéter une expérience décrite par un autre physiologiste ; c'est alors qu'on s'aperçoit bien vite de l'insuffisance des renseignements, et l'on est obligé de tâtonner quelquefois bien longtemps avant de retrouver les faits énoncés; combien de fois même, n'arrive-t-il pas d'obtenir des résultats contradictoires !

Parmi tous les excitants, le *courant galvanique* est celui dont l'emploi exige l'observation la plus minutieuse des différentes conditions dont nous venons de parler. On sait, en effet, que *l'intensité d'un courant de pile est en raison directe de la force électromotrice de la pile et en raison inverse des résistances additionnées de la pile et du circuit extérieur.* Cette loi a été formulée par Ohm au moyen de l'équation suivante :

$$I = \frac{E}{R + r}$$

Dans laquelle E représente la force électromotrice, R la résistance intérieure de la pile et *r* la résistance du circuit extérieur, c'est-à-dire la portion de l'organe excité comprise entre les points d'application du courant. Or, dans les expériences de physiologie, on peut bien obtenir que les constantes de la pile $\frac{E}{R}$ soient invariables, mais la résistance de l'organe *r* varie avec les conditions de chaleur, d'humidité, de longueur, d'épaisseur, de durée, etc., de sorte que l'intensité du courant se trouve modifiée chaque fois que l'une de ces conditions vient à varier.

Quelques physiologistes, parmi lesquels nous citerons surtout Eckard, Friedleben, Stark et Ranke, ont cherché a déterminer la *résistance spécifique* des différents tissus ; mais ils ne semblent pas avoir tenu compte des nombreuses variations qui ont lieu dans la conductibilité de ces tissus et qui font varier dans des proportions énormes l'intensité du courant excitateur.

L'expérience type que nous allons relater fera bien voir comment certaines conditions entrent en jeu pour modifier l'excitabilité du nerf et du muscle.

Une grenouille de moyenne taille bien vivace et pesant 28 grammes est fixée avec des épingles sur une planchette de liège. L'un des muscles gastrocnémiens est mis à nu et son tendon inférieur détaché du calcanéum. L'extrémité de ce tendon est ensuite pincée entre les mors aplatis d'une serre-fine que l'on relie, au moyen d'un fil conducteur, au pôle négatif d'une pile composée de deux éléments au chlorure d'argent. La traction opérée par la serre-fine sur le gastrocnémien est calculée de manière à donner à ce muscle la longueur qu'il avait à l'état normal.

La partie supérieure du gastrocnémien, restée adhérente à l'animal, est également prise entre les mors d'une seconde serre-fine qui est mise en rapport avec un galvanomètre très sensible de Nobili, et, par l'intermédiaire de celui-ci, avec le pôle positif de la pile; le courant de celle-ci traverse donc le galvanomètre et le muscle dans toute sa longueur.

Dès qu'il est établi, l'aiguille du galvanomètre s'écarte du zéro; cette première déviation est de 32°; on laisse ensuite passer le courant d'une façon continue, et, *toutes les minutes*, on note la *position de l'aiguille* aimantée; c'est ainsi qu'en *huit minutes*, nous l'avons vue prendre successivement les positions suivantes :

Après 1 minute : 31°	Après 5 minutes : 29°, 25
— 2 — 30°	— 6 — 29°
— 3 — 29°, 75	— 7 — 29°
— 4 — 29°, 5	— 8 — 29°

Au bout de soixante-quinze minutes (une heure et quart) elle était à 26°. Ce retour progressif de l'aiguille vers le zéro indique que le courant devient de plus en plus faible; et, comme les constantes de la pile $\frac{E}{R}$ sont invariables, *la diminution d'intensité ne peut provenir que d'une augmentation de résistance du tissu musculaire ou de la formation d'une force électromotrice de polarisation qui vient lutter contre celle de la pile.*

Étudions d'abord les changements que peuvent apporter les *variations de résistance* provenant de la dessication de l'organe excité; nous chercherons ensuite si la *polarisation* de son tissu[1] joue un rôle égal ou prépondérant dans la diminution d'intensité du courant.

Si nous enlevons les deux serre-fines de leur contact avec le muscle, et si nous les mettons en rapport avec les bornes d'un rhéostat à grande résistance, nous voyons que, pour obtenir au galvanomètre une déviation de 32°, il faut donner au rhéostat une *résistance* de 17400 ohms;

Pour 31°	la résistance =	18500 ohms.
— 30°	—	19400 —
— 29°, 75	—	19700 —
— 29°, 5	—	19900 —
— 29°, 25	—	20000 —
— 29°	—	20100 —

1. Par *polarisation* nous voulons désigner les résultats de l'électrolyse des tissus produite par le courant galvanique; il ne faut pas confondre ces effets bien connus des physiciens avec la *polarisation* des auteurs allemands qui indique une *orientation hypothétique* des molécules organiques.

Par conséquent, dans la première minute de l'expérience, il se ferait une *augmentation de résistance* égale à 1100 ohms ;

Dans la 2ᵉ minute, la résistance augmenterait de 900 ohms.
— 3ᵉ — — — 300 —
— 4ᵉ — — — 200 —
— 5ᵉ et 6ᵉ — — — 100 —

et la résistance resterait la même pendant la septième et la huitième minute. Or, il est bien évident que si, à chaque minute, nous excitons le muscle en interrompant et en rétablissant le courant (excitations d'ouverture et de fermeture) ces excitations ne peuvent être regardées comme identiques puisque à chaque fois, surtout au début, le courant de la pile a diminué d'intensité.

En faisant les calculs, nous trouvons, en effet, qu'au début de l'expérience, l'*intensité du courant* est de 0,105862 milliampère, et que, après chaque minute elle devient :

Après 1 minute = 0,099567 milliampère.
— 2 — 0,094948 —
— 3 — 0,093502 —
— 4 — 0,092562 —
— 5 — 0,092100 —
— 6, 7 et 8 — 0,091644 —

Ainsi en six minutes, l'énergie excitatrice a baissé de 0,014221 milliampère. Comment, après cela, pourrait-on considérer comme semblables les excitations envoyées au muscle pendant un certain laps de temps ?

Cherchons maintenant les variations qui se produisent *dans le nerf* du même animal ; nous verrons qu'elles sont encore bien plus considérables. Le nerf sciatique de la grenouille est mis à découvert à la région moyenne de la cuisse, et légèrement soulevé sur les deux branches d'un excitateur dont l'écartement est de 4 millimètres. Le courant de la même pile (deux éléments au chlorure d'argent) traverse le même galvanomètre et les 4 millimètres de tissu nerveux dans la direction centrifuge.

Au moment de son établissement, l'*aiguille galvanométrique* atteint 11° seulement à cause de l'énorme résistance que présente le conducteur nerveux isolé.

Après 1 minute 8°   Après 5 minutes 2°, 5
— 2 — 5°, 5   — 6 — 2°
— 3 — 4°   — 7 — 1°, 5
— 4 — 3°   — 8 — 1°

En calculant ces déviations avec le rhéostat, on trouve qu'elles représentent, comme accroissement de la *résistance* :

Au début de l'expérience	65000 ohms.
Après la 1re minute	90000 —
— 2e —	120000 —
— 3e —	155000 —
— 4e —	195000 —
— 5e —	240000 —
— 6e —	290000 —
— 7e —	350000 —
— 8e —	430000 —

Il y aurait donc, une *augmentation de résistance* :

Dans la 1re minute	25000 ohms.
— 2e —	30000 —
— 3e —	35000 —
— 4e —	40000 —
— 5e —	45000 —
— 6e —	50000 —
— 7e —	60000 —
— 8e —	80000 —

Et si maintenant nous faisons le calcul des variations d'intensité, nous voyons que le courant, au début de l'expérience est de 0,028338 milliampère.

Après 1 minute	0,020466 milliampère.
— 2 —	0,015350 —
— 3 —	0,011883 —
— 4 —	0,009446 —
— 5 —	0,007675 —
— 6 —	0,006351 —
— 7 —	0,005262 —
— 8 —	0,004283 —

Ainsi huit minutes ont suffi pour faire tomber l'intensité du courant de 0,024055 milliampère.

On voit combien ces différences sont énormes au point de vue de l'énergie de l'excitation et que, pour le nerf encore plus que pour le muscle (lorsque les organes sont dénudés et excités isolément) il est impossible de considérer comme identiques les excitations fournies par une même pile, après quelques minutes d'application.

Nous avons réuni, sous forme de tableau, les chiffres représentant les variations de résistance que nous supposons éprouvées par le muscle et par le nerf, et les variations correspondantes de l'intensité du courant pendant ces huit minutes d'expérimentation.

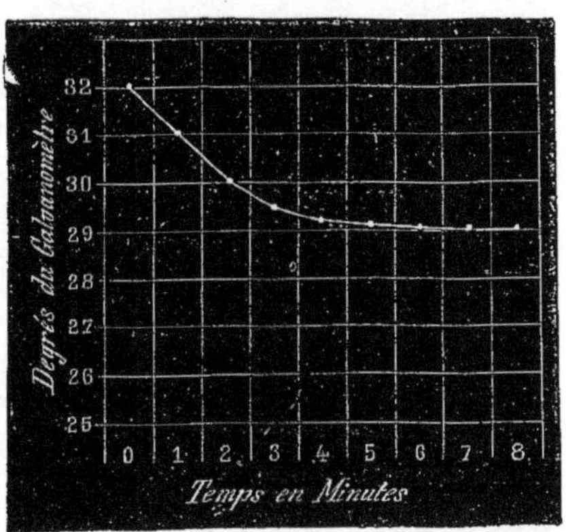

FIG. 2. — Courbe des variations galvanométriques observées pendant que le courant galvanique traverse le muscle.

Mais comme les chiffres parlent peu aux yeux, nous avons construit, pour chaque colonnes de chiffres, une courbe qui représente beaucoup

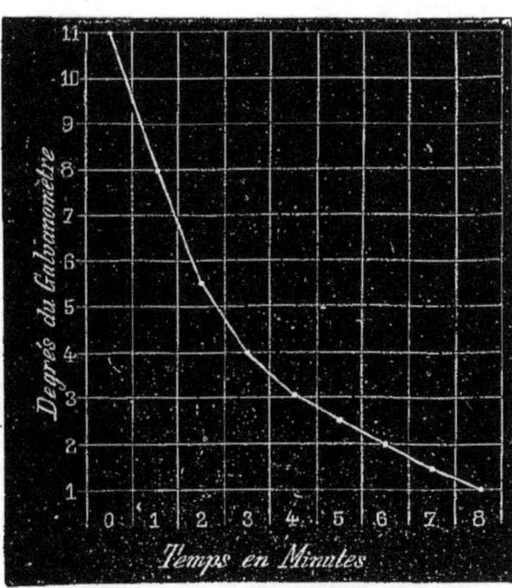

FIG. 3. — Courbe des variations galvanométriques observées pendant que le courant galvanique traverse le nerf.

mieux les valeurs numériques de l'intensité du courant et des résistances correspondant aux variations de cette intensité.

Les figures 2 et 3 représentent les *variations de l'aiguille galvanomé-trique* pour le muscle et pour le nerf; dans ces deux courbes les

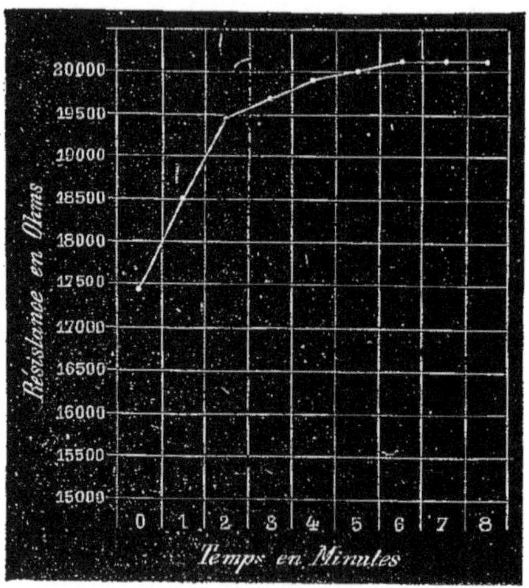

FIG. 4. — Courbe des variations de résistance correspondant aux variations galvanométriques de la figure 2.

ordonnées correspondent aux diverses positions de l'aiguille, l'abscisse aux minutes qui a duré l'expérience.

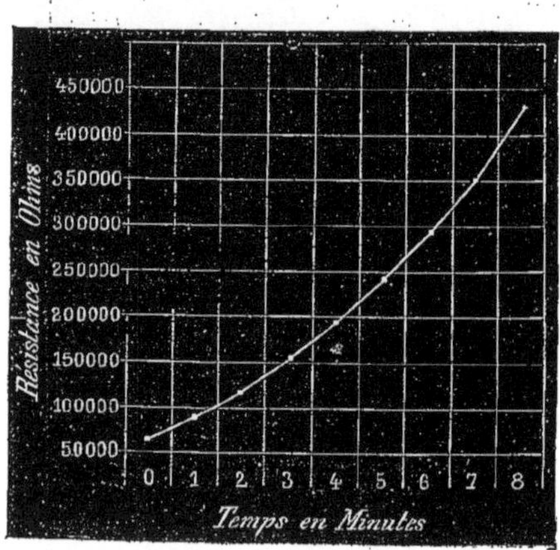

FIG. 5. — Courbe des variations de résistance correspondant aux variations galvanométriques de la figure 3.

Dans les figures 4 et 5, les ordonnées correspondent aux variations de résistance exprimées en ohms; elles représentent les résistances qu'il faut intercaler dans le circuit pour obtenir les diverses positions de l'aiguille indiquées par les courbes des figures 2 et 3.

Enfin la figure 6 montre les *variations d'intensité* du courant qui traverse le muscle et le nerf, variations calculées d'après les diverses positions de l'aiguille galvanométrique et les résistances correspondantes.

Pour nous rendre compte de l'*effet de ces variations de l'intensité de l'excitant* sur l'excitabilité du muscle et du nerf, nous avons fixé l'animal sur un myographe direct de M. le professeur Marey et nous avons expé-

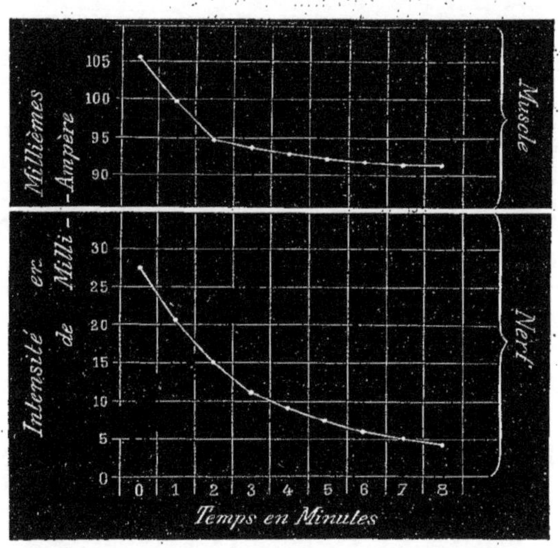

Fig. 6. — Courbe des variations d'intensité du courant galvanique pendant qu'il traverse le muscle et le nerf.

rimenté sur les organes de la patte non encore explorée, l'autre membre ne pouvant plus être considéré comme étant à l'état physiologique.

Le courant est établi comme précédemment sur le muscle et sur le nerf, et, à chaque minute le circuit est *ouvert* pendant 1 seconde, 6 puis *refermé*, de telle sorte que le muscle ou le nerf est, à chaque minute excité par deux *extra-courants*, l'un d'ouverture, l'autre de fermeture; en même temps que ce dernier, agit la décharge de la pile (1,832 volt). Bien entendu, les conditions de l'expérience restent les mêmes, c'est-à-dire que la pile a la même force électromotrice et que son courant traverse le galvanomètre comme s'il s'agissait seulement de déterminer des variations d'intensité; la température est toujours à 17° et les organes dénudés comme précédemment.

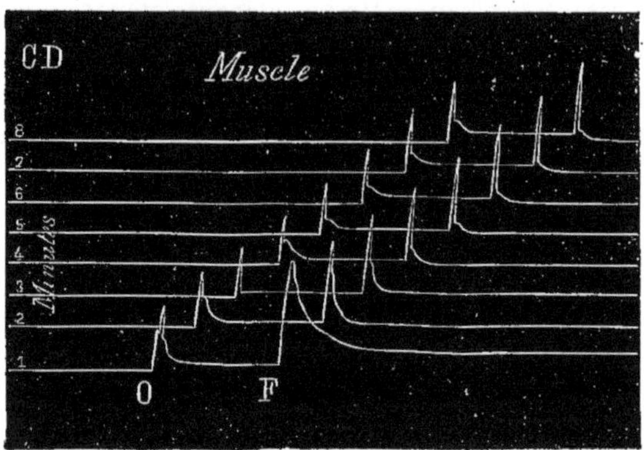

Fig. 7. — Secousses musculaires provoquées par la cessation (O) et le rétablissement (F) d'un courant galvanique, traversant le muscle d'une façon continue et dans la direction centrifuge (CD).

Les figures 7 et 8 représentent les tracés ainsi obtenus.

Dans tous deux, les *excitations d'ouverture* conservent leur influence

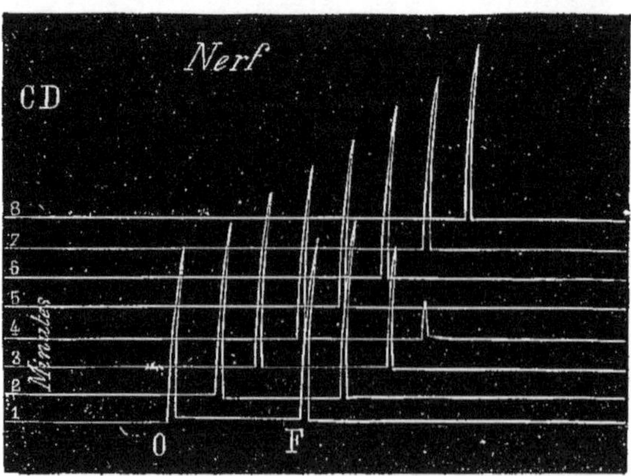

Fig. 8. — Secousses musculaires provoquées par la cessation (O) et le rétablissement (F) d'un courant galvanique traversant le nerf d'une façon continue et dans la direction centrifuge (CD).

pendant toute la durée de l'expérience; les *excitations de fermeture* produisent sur le nerf et sur le muscle des effets de même sens, mais d'intensité différente ; *pour le muscle*, la diminution d'excitabilité n'est marquée que dans les premières minutes ; tout le temps, la secousse de fermeture reste plus grande que celle d'ouverture ; *pour le nerf*, il suffit de cinq minutes pour faire disparaître toute réaction à la fermeture bien que, au début, la secousse de fermeture fût un peu plus forte que celle d'ouverture.

Essayons maintenant d'interpréter les résultats de cette première expérience.

La *température extérieure* n'a pas varié pendant tout le temps de l'expérimentation ; l'animal y était du reste exposé depuis plusieurs heures ; d'un autre côté, la portion de tissu, nerf ou muscle, comprise entre les points d'application du courant, est restée la même comme *longueur* ; par conséquent ce n'est pas là qu'il faut chercher les causes qui font diminuer l'excitabilité de l'organe pour les excitations de fermeture.

Tout peut se résumer à ces trois hypothèses :

1° Ou bien la dessication du nerf et du muscle, dessication qui résulte de leur exposition à l'air, produit dans les tissus organiques une *résistance rapidement croissante;*

2° Ou bien l'action chimique du courant détermine dans ces tissus un *polarisation électrolytique* dont la force électromotrice croissante agit en sens inverse de celle de la pile.

3° Ou bien cette *force électromotrice de polarisation modifie l'action même de la force nerveuse* que les excitations d'ouverture et de fermeture doivent mettre en jeu.

Nous montrerons plus tard que, si on agit sur un nerf dénudé, la force nerveuse subit, par l'action même de l'exposition à l'air, des variations absolument indépendantes de celles provoquées par le courant électrique ; mais en admettant, dans le cas actuel, l'existence de *modifications spontanées* de l'excitabilité ou de la force nerveuse, elles ne peuvent rendre compte des variations galvanométriques, car elles sont sans effet sur l'intensité du courant et d'ailleurs elles n'existent pas pour le muscle. C'est donc dans les autres causes précitées qu'il faut chercher l'explication de ces variations d'intensité.

Il est certain qu'un muscle, et surtout un nerf, dénudé et exposé à une température de 17° perd rapidement par évaporation une certaine quantité de son eau de composition ; le fait est facilement appréciable

pour le nerf que l'on voit peu à peu diminuer de diamètre, changer de
coloration et devenir dur, transparent et comme corné.

Il est certain aussi que ces modifications matérielles de l'état hygro-
métrique des tissus changent leur résistance spécifique et, par suite,
l'intensité du courant qui les traverse. Mais cela suffit-il pour expliquer
la diminution et la disparition si rapide de l'excitabilité nerveuse et
musculaire pour les extra-courants de fermeture? Ce n'est pas admis-
sible.

Si *la résistance était seule en cause, ses variations agiraient aussi
bien sur les excitations d'ouverture que sur celles de fermeture*, et c'est
précisément ce qui n'a pas lieu, au moins pendant la durée de notre
expérience. En outre, il est facile d'éviter la dessication du muscle en ne
découvrant que ses extrémités; on constate alors que, découvert ou
non, ses variations d'excitabilité restent les mêmes.

Enfin *on peut réduire de beaucoup les effets de polarisation* en ne lais-
sant passer le courant excitateur que pendant un intervalle de temps très

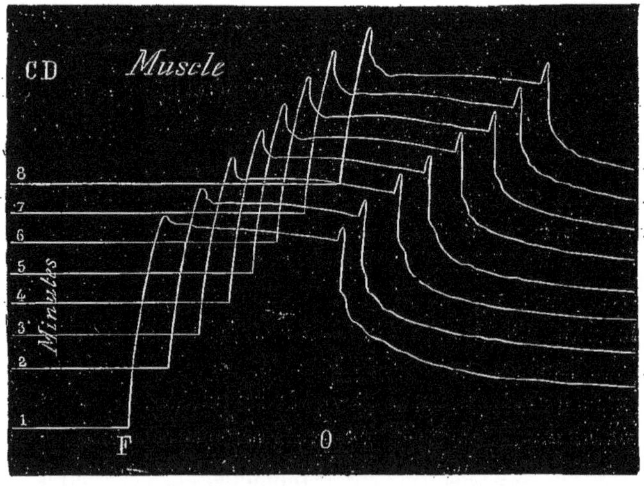

Fig. 9. — Secousses musculaires provoquées par l'établissement (F) et la cessation (O) d'un courant galvanique centrifuge (CD) qui traverse le muscle pendant une durée de 4 secondes par minute.

court; de cette façon il est facile d'apprécier séparément les effets qui
peuvent dépendre de l'augmentation de résistance et ceux qui sont cau-
sés par l'action chimique du courant.

Les deux tracés suivants (figures 9 et 10) ont été obtenus par cette dernière méthode ; la durée de l'exposition du nerf et du muscle, à l'air libre (à 17°), a été de huit minutes comme précédemment ; seulement le courant des deux éléments au chlorure d'argent, au lieu d'agir pendant tout ce temps, n'a été envoyé dans ces organes que pendant quatre secondes environ à chaque tour du cylindre enregistreur, c'est-à-dire à chaque minute. Les effets polarisateurs, s'ils existent, doivent donc être fortement atténués.

Or, dans ce cas, nous voyons (fig. 9) que le *muscle* répond très fortement à l'excitation de fermeture ; pendant le passage du courant, il reste

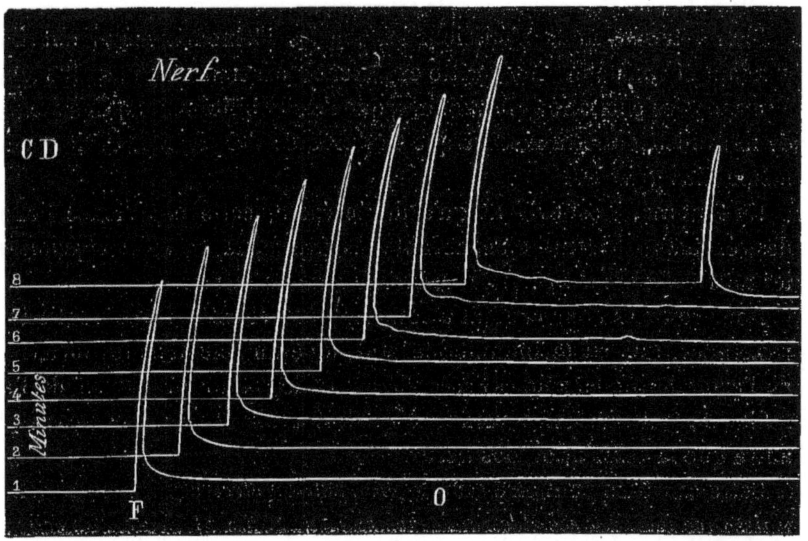

Fig. 10. — Secousses musculaires provoquées par l'établissement (F) et la cessation d'un courant galvanique centrifuge (CD) qui traverse le nerf pendant une durée de 4 secondes par minute.

raccourci ; puis, au moment de l'ouverture, il donne une légère secousse et s'allonge à nouveau sans cependant revenir à la longueur qu'il avait au commencement de l'expérience. La secousse de fermeture diminue de hauteur à chaque minute ; la contraction due au passage du courant continu devient elle-même moins marquée tandis que la secousse d'ouverture s'accentue au contraire davantage.

Pour le *nerf* (fig. 10) l'excitabilité semble s'accroître avec la durée de l'expérience et l'effet des excitations d'ouverture, absolument nul pendant les premières minutes, commence à paraître vers la fin de l'expérience.

Nous pouvons résumer ceci en disant que, pour un courant galvanique descendant, de courte durée et de faible intensité :

Du côté du muscle, l'excitabilité diminue graduellement à la fermeture, tandis qu'elle augmente à l'ouverture ;

Du côté du nerf, l'excitabilité va en croissant aussi bien à la fermeture qu'à l'ouverture.

Pendant le passage même du courant, la contraction tonique du muscle n'existe qu'avec l'excitation directe de cet organe ; le passage du courant dans le nerf ne produit pas de tétanos.

Bien entendu, nous n'étudions ici que les phénomènes qui ont lieu pendant la courte durée de cette expérience, car nous verrons plus tard, à propos des excitations faradiques, que l'excitabilité nerveuse passe par de nouvelles phases à mesure que la durée de l'expérience devient elle-même plus grande.

En tout cas, il est évident qu'à durée égale, cette expérience donne des résultats différents de ceux obtenus précédemment ; et cependant, les *causes d'augmentation de résistance sont les mêmes.*

Nous sommes donc conduit à admettre que, si cette augmentation de résistance, qui existe indubitablement, joue un rôle dans les variations de l'excitabilité, ce rôle est secondaire ; et le retour progressif de l'aiguille du galvanomètre vers le zéro doit avoir une cause principale autre que la dessication des tissus.

Cette cause ne peut être que la *polarisation électrolytique qui donne naissance à une force électromotrice agissant en sens inverse de celle de la pile et tendant à diminuer ou même à annuler l'effet du courant excitateur.*

Il est facile de *démontrer expérimentalement l'existence de cette force électromotrice de polarisation ;* faisons, par exemple, traverser le muscle ou le nerf, pendant plusieurs minutes, par un courant de pile ; l'aiguille du galvanomètre d'abord déviée à un certain angle maximum, va graduellement revenir vers le zéro comme dans les expériences précédentes. Enlevons ensuite les contacts avec la pile, et relions directement au galvanomètre les deux branches de l'excitateur du nerf ou les deux serre-fines placées sur le muscle ; aussitôt l'aiguille du galvanomètre est déviée à nouveau, mais en sens inverse, c'est-à-dire de l'autre côté du zéro ; cette déviation est du reste d'autant plus grande que le courant de la pile était plus intense et qu'il a été appliqué plus lontemps.

Il est évident que la *polarisation des excitateurs métalliques* en contact avec les tissus entre pour une certaine part dans la production de cette force contre-électromotrice, mais ce n'est pas elle qui domine ; car on peut, après l'action du courant de pile, gratter l'extrémité des excitateurs ou leur en substituer d'autres qui n'aient pas encore servi, et la déviation inverse de l'aiguille galvanométrique s'effectue dans des proportions à peu près identiques.

Le calcul permet d'évaluer la force contre-électromotrice qui prend ainsi naissance dans les organes traversés par le courant galvanique. Revenons pour un instant à notre première expérience de huit minutes.

Nous avons vu qu'au début, la résistance du muscle était de 17 400 ohms et celle du nerf de 65 000 ohms; l'*intensité du courant*, calculée d'après la formule de Ohm, était :

$$0,105862 \text{ milliampère pour le muscle}$$
$$0,028338 \quad\text{—}\quad\quad\text{—}\quad\text{ nerf.}$$

Après huit minutes de polarisation, cette intensité, calculée d'après les nouvelles positions de l'aiguille galvanométrique était devenue :

$$0,091641 \text{ pour le muscle}$$
$$0,004283 \quad\text{—}\quad\text{ nerf.}$$

Si nous admettons que la résistance n'a pas varié, la *diminution de l'intensité ne peut s'expliquer que par la production d'une force contre-électromotrice agissant en sens inverse de celle de la pile;* de telle sorte que la formule de Ohm devient :

$$I' = \frac{E - e}{R + r}$$

d'où l'on tire la valeur de la force électro-motrice de polarisation :

$$e = E - I'\,(R + r)$$

En faisant le calcul pour chacune des phases de l'expérience, on trouve ainsi que la force contre-électromotrice, exprimée en *volts*, devient :

	Pour le muscle.	Pour le nerf.
Après 1 minute	0,110 volt	0,512 volt.
— 2 —	0,194 —	0,845 —
— 3 —	0,216 —	1,070 —
— 4 —	0,232 —	1,229 —
— 5 —	0,240 —	1,344 —
— 6 —	0,248 —	1,430 —
— 7 —	0,248 —	1,500 —
— 8 —	0,248 —	1,564 —

La *formation croissante* de cette force électromotrice est encore plus facilement appréciable si on la représente par une courbe dont les

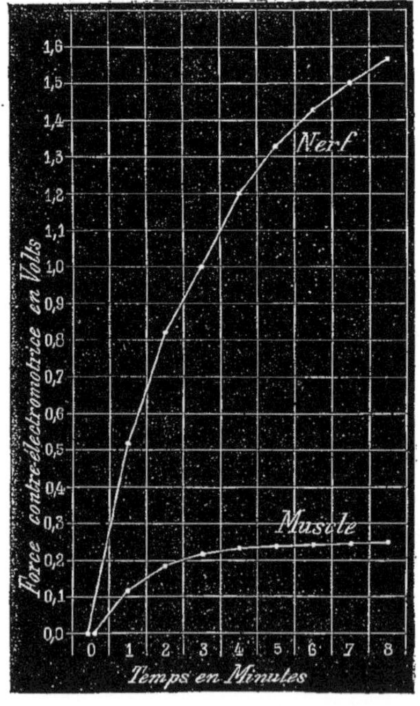

FIG. 11. — Courbes des forces contre-électromotrices ou de polarisation naissant dans le muscle et dans le nerf pendant le passage d'un courant galvanique constant.

ordonnées sont des volts ou fractions de volt, et l'abscisse, les minutes ou phases de l'expérience (fig. 11).

De l'examen de ces courbes, il résulte que :

1° *La force électromotrice de polarisation est plus grande dans le nerf que dans le muscle*, à condition que l'on opère sur un nerf dénudé, isolé complètement des tissus avoisinants, et d'après la méthode bipolaire.

2° *Son accroissement se continue plus longtemps dans le nerf que dans le muscle* (toujours en sous-entendant les mêmes conditions d'expérimentation).

3° *Dans le nerf comme dans le muscle, la formation de la force contre-électromotrice est plus active au début qu'à la fin de l'expérience;* d'où cette conclusion, d'apparence paradoxale, que son accroissement est en raison inverse de la progression du temps, bien que, d'une manière générale, la polarisation soit d'autant plus grande que la durée d'application du courant polarisateur est elle-même plus prolongée.

Si on rapproche ces résultats des variations d'excitabilité observées dans les tracés des figures 7 et 8, on voit qu'il existe entre ces divers phénomènes une concordance qu'il est impossible d'expliquer autrement que par un rapport de cause à effet.

Ainsi la polarisation est plus forte dans le nerf que dans le muscle : aussi voit-on, pendant toute la durée de l'expérience, le muscle (fig. 7) répondre par une secousse aux excitations de fermeture, alors que le nerf (fig. 8) cesse de répondre à cette excitation, ou plutôt de la transmettre, dès la cinquième minute.

Dans le nerf comme dans le muscle, la force contre-électromotrice se forme plus vite dans les premières minutes : aussi voit-on que, dans le nerf comme dans le muscle la diminution d'excitabilité pour les excitations de fermeture est surtout marquée au début de l'expérience.

Nous venons de voir les effets de la polarisation galvanique sur les tissus excités directement, d'après la méthode bipolaire. Ces effets sont tout aussi marqués lorsqu'on opère *au travers des téguments*, comme cela a lieu pour l'homme, *et en soumettant un membre tout entier à l'action du courant polarisateur*. Les tracés que nous donnons ont été fournis par des muscles de grenouille électrisés selon cette dernière méthode.

L'animal est fixé sur la planchette du myographe direct de M. le professeur Marey; son gastro-cnémien est attaché au levier du myographe; le tendon seul est découvert. Une large plaque d'étain, recouverte de peau de chamois bien mouillée recouvre la partie supérieure du corps; une autre plaque entoure l'extrémité inférieure (le pied) du membre en expérience. Les excitations ont été faites à *trois intensités différentes* (un demi-milliampère, un milliampère et 2 milliampères), avec les courants *centrifuges et centripètes, avant et après la polarisation*.

Dans tous ces tracés, la ligne marquée 1 correspond aux excitations de fermeture, d'ouverture, puis de nouvelle fermeture du courant avant toute trace de polarisation.

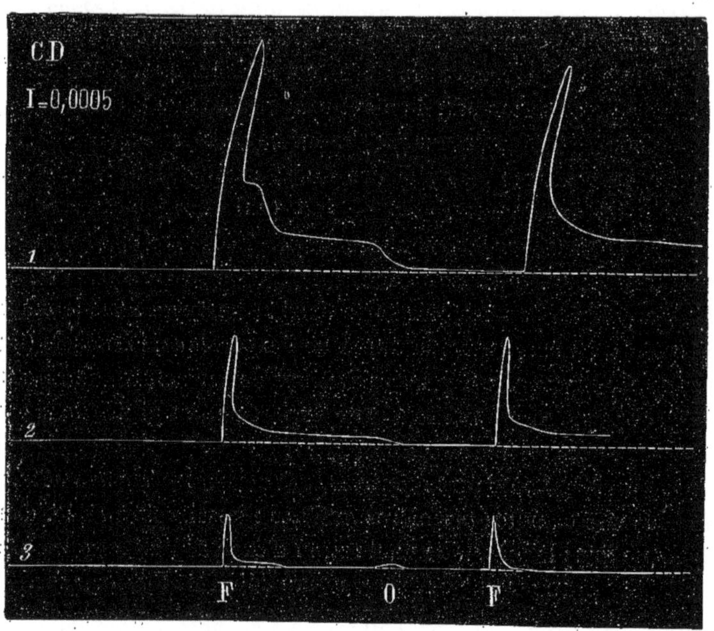

Fig. 12. — Courant descendant d'une intensité de un demi-milliampère. — 1° Secousses produites par la fermeture (F), l'ouverture (O) et la fermeture de ce courant sur le muscle frais. — 2° Secousses obtenues avec les mêmes excitations après une minute de polarisation par ce courant de 0,0005 ampère. — 3° Secousses obtenues après 22 minutes de polarisation.

La ligne 2 correspond aux excitations faites après une polarisation de 1 minute de durée, et enfin les courbes de la ligne 3 ont été obtenues après vingt-deux minutes de polarisation.

Les lignes ponctuées correspondent à la longueur normale du muscle à l'état frais. Il est par conséquent très facile de suivre le raccourcissement provoqué par la polarisation et les excitations de fermeture et d'ouverture.

1° *Figures 12 et 13.* — On voit que, même avec cette faible intensité (un demi-milliampère), la secousse produite par l'excitation de fermeture diminue d'amplitude sous l'influence de la polarisation; la contraction tonique du muscle produite par le passage du courant diminue au bout d'une minute de polarisation et disparaît complètement après vingt-deux minutes; la secousse d'ouverture commence déjà à se dessiner quoique encore très faiblement; enfin les résultats sont identiques, quelle que soit la direction du courant polarisateur.

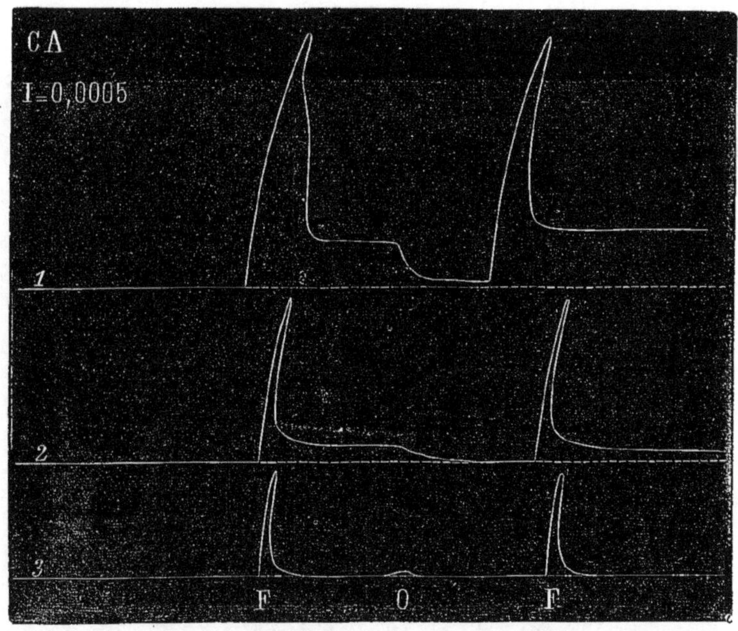

Fig. 13. — Courant ascendant d'une intensité de un demi-milliampère. — (Les lettres et les chiffres ont la même signification que dans la figure 12.)

2° *Figures 14 et* 15. — Dans cette seconde expérience, les résultats sont déjà beaucoup plus marqués.

Après une minute de polarisation, la secousse de fermeture est devenue beaucoup plus faible et la contraction tonique due au passage du courant excitateur fait complètement défaut.

Après vingt-deux minutes de polarisation (ligne 3) le muscle est déjà notablement raccourci par l'effet de cette polarisation et la fermeture ne donne plus qu'une très faible secousse, suivie d'un allongement musculaire au lieu d'un raccourcissement.

3° *Figures* 16 *et* 17. — Ici les effets de la polarisation galvanique atteignent presque leur maximum d'intensité.

L'excitation de fermeture (F. lignes 2 et 3,) au lieu de provoquer le raccourcissement brusque (contraction) du muscle, comme cela a lieu à l'état normal (ligne 1), le trouve déjà raccourci par l'effet du courant polarisateur ; sous l'influence de cette excitation de fermeture, le muscle polarisé, après avoir fourni une secousse à peine appréciable (F. ligne 3), s'allonge et revient à sa longueur primitive.

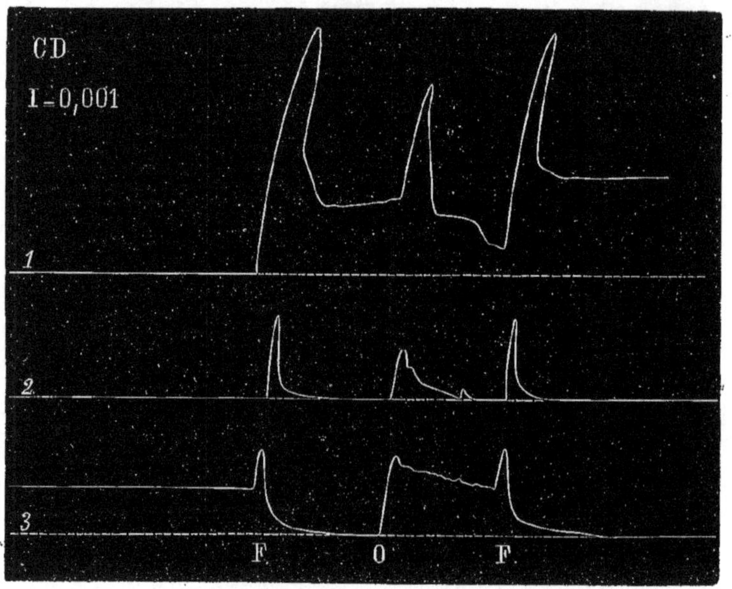

Fig. 14. — Courant descendant d'une intensité de un milliampère.

Lors de la cessation du courant excitateur (ouverture, O. lignes 2 et 3) le muscle se raccourcit à nouveau et reste contracté, bien qu'il ne soit plus soumis à aucune influence autre que celle qui a été provoquée par la polarisation (force électromotrice de polarisation). On retrouve donc ici le phénomène connue sous le nom de *tétanos d'ouverture*, signalé par Ritter, et l'on voit que, contrairement à ce qui a été soutenu en Allemagne (disparition de l'anelectrotonus) ce tétanos d'ouverture se produit aussi bien avec le courant descendant (fig. 16) qu'avec le courant ascendant (fig. 17).

Si maintenant nous prenons comme moyen d'excitation, non plus le même courant qui a produit la polarisation, mais *un courant de sens inverse*, on obtient de nouveaux résultats qui s'ajoutent à ceux que nous venons de signaler pour prouver l'emmagasinement par les tissus d'une force électromotrice opposée à celle du courant polarisateur.

Voici le résumé d'une des nombreuses expériences que nous avons faites.

Une grenouille étant disposée comme celles des expériences précé-

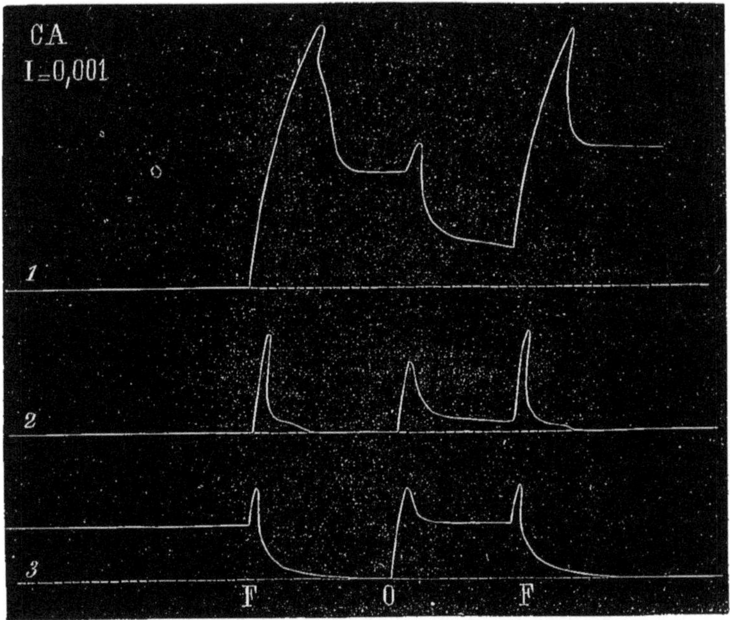

Fig. 15. — Courant ascendant d'une intensité de un milliampère.

dentes, on fait passer, pendant une demi-heure, dans l'un des membres inférieurs, un courant *centrifuge* dont l'intensité va en augmentant graduellement (au moyen d'un rhéostat automatique) depuis un demi jusqu'à cinq milliampères. Toutes les cinq minutes, ce courant est arrêté pendant quatre secondes et l'on interroge l'excitabilité au moyen d'excitations produites par l'établissement et la cessation d'un autre courant, dont l'intensité est constamment de un milliampère et qui est rendu alternativement centrifuge et centripète. Tout ce mécanisme des envois et arrêts des courants et du réglage du rhéostat est sous la dépendance du mouvement d'horlogerie du cylindre enregistreur. L'expérience est donc facile à exécuter et toutes les erreurs personnelles sont ainsi évitées.

Or, *l'énergie des excitateurs restant la même, à mesure que la polarisation produite par le courant centrifuge constant augmente*, on voit que :

1° L'excitabilité, *à la fermeture*, diminue pour les courants excita-

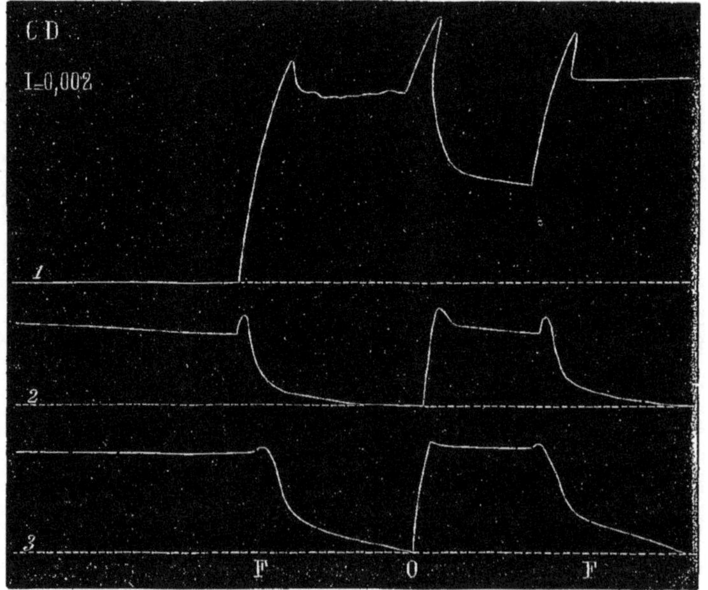

FIG. 16. — Courant descendant d'une intensité de deux milliampères.

teurs centrifuges, cette diminution étant d'ailleurs proportionnelle à l'intensité du courant polarisateur. Elle augmente, au contraire, et dans des proportions analogues, mais inverses, pour les courants excitateurs centripètes;

2° L'excitabilité, *à l'ouverture*, augmente pour les courants excitateurs centrifuges et devient même plus marquée qu'à la fermeture, tant que le courant polarisateur n'annule pas l'influence excitatrice de ces courants; elle reste complètement nulle, tout le temps de l'expérience pour les courants excitateurs centripètes;

3° L'excitabilité, *pendant la durée du passage des courants excita-teurs,* augmente avec les courants centripètes et diminue avec les courants excitateurs centrifuges;

4° L'excitabilité disparaît complètement pour les courants excitateurs centrifuges, alors qu'elle existe encore pour les courants centripètes;

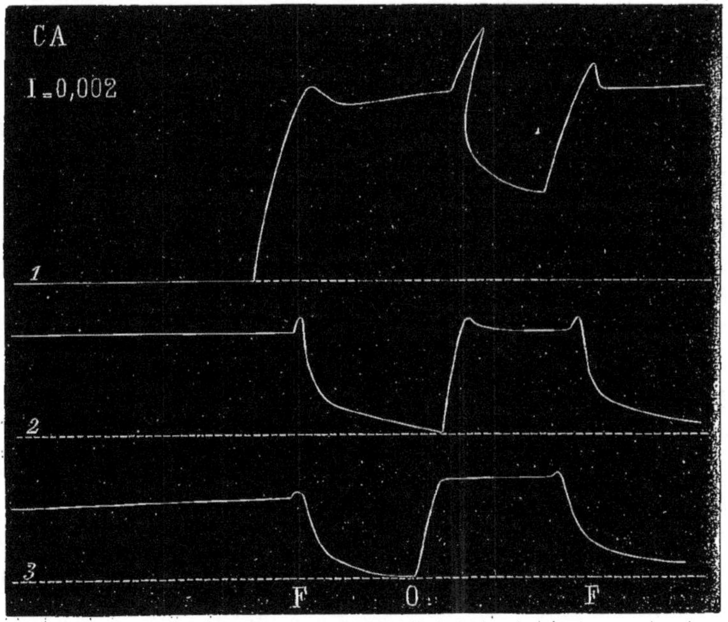

Fig. 17. — Courant ascendant d'une intensité de deux milliampères.

5° Enfin, *si la polarisation est énergique,* son action sur l'excitabilité devient à peu près égale à l'action du courant qui l'a produite; l'établissement de ce courant employé comme excitant, a seulement pour effet d'annuler l'action du courant polarisateur.

Si, au lieu de déterminer une polarisation ascendante avec le courant constant centrifuge, nous polarisons avec un courant constant centripète (polarisation descendante), les résultats se montrent aussi complets et, naturellement, dans un ordre inverse; c'est-à-dire que les effets d'un courant excitateur centrifuge sont augmentés et ceux d'un courant centripète diminués ou même annulés.

Nous sommes donc autorisé a admettre que, dans ce cas, la diminution d'excitabilité pour les courants de fermeture et l'augmentation d'excitabilité pour les courants d'ouverture sont des phénomènes dus (au moins en grande partie) à la force contre-électromotrice de polarisation.

Mais *comment cette force électro-motrice agit-elle sur l'excitabilité nerveuse et musculaire?*

Ce n'est pas seulement en diminuant l'intensité du courant excitateur (lorsque celui-ci a la même direction que le courant polarisateur), puisque, malgré cette diminution d'intensité, l'effet des excitations d'ouverture va en augmentant.

C'est donc en modifiant d'une part la force nerveuse, soit dans sa mise en jeu, soit dans sa transmission; et, d'autre part, la contractilité ou l'élasticité du muscle.

Il nous reste maintenant à passer rapidement en revue quelques-unes des théories de l'excitation névro-musculaire; il nous sera facile de démontrer que la plupart des faits, qui ont été le point de départ des théories actuellement en cours, sont sous la dépendance directe de l'action polarisatrice du courant galvanique.

Mais ce que nous en avons dit jusqu'à présent suffit à prouver que le *courant de pile*, à cause de cette action polarisatrice *ne devrait pas être employé pour les recherches physiologiques*, lorsqu'il s'agit d'étudier l'excitabilité normale des organes; en *thérapeutique, au contraire*, par son action électrolytique et la force électromotrice qui en dérive, il *devient un puissant moyen de traitement* et le véritable agent curatif des atrophies et d'un grand nombre de lésions nerveuses et musculaires.

CHAPITRE III

L'EXCITABILITÉ MOTRICE ET L'EXCITANT GALVANIQUE

(SUITE.)

Le *courant galvanique*, employé comme excitant d'un nerf ou d'un muscle, provoque des effets très différents selon qu'il traverse ces organes d'une façon continue et sans interruption, ou bien qu'il agit sur eux pendant une durée très courte et à des intervalle de temps plus ou moins grands.

Dans le premier cas, le courant de pile agit surtout par les modifications électro-chimiques qu'il fait subir aux tissus soumis à son influence; dans le second cas, il excite le nerf ou le muscle comme le ferait un excitant physique quelconque doué d'une énergie mécanique *instantanée* égale à la sienne. Cette distinction entre les deux manifestations de l'énergie, l'une chimique, l'autre mécanique, n'est cependant pas absolue; car, avec les éléments de pile ordinairement employés en physiologie et en médecine, il est à peu près impossible d'éviter l'action chimique, même lorsque le courant n'a que la durée minima nécessaire à son action mécanique. Le courant d'un élément Daniell traversant un nerf dénudé suffit à produire ce double effet. Son pouvoir électromoteur (1 volt, 12) provoque la contraction musculaire au moment de la fermeture et de l'ouverture du circuit et l'action électrolytique qui accompagne son passage au travers du nerf est assez considérable pour déterminer rapidement de profondes modifications dans la réaction nerveuse.

L'analyse de l'expérience rapportée dans le chapitre précédent nous a déjà permis d'entrevoir ce double résultat.

Dans la plupart des expériences qui ont servi à étudier les lois de l'électro-physiologie, on a eu recours à l'excitation directe des nerfs et des muscles, c'est-à-dire que l'on a expérimenté sur des organes exposés à l'air libre et aux variations consécutives de température et d'humidité ou de siccité; les conditions physiologique de ces organes se trouvent donc forcément modifiées par suite de leur *mise à nu*. Très souvent aussi on a opéré sur des muscles complètement séparés du reste de l'animal.

Quelque grand que soit l'intérêt qui s'attache à ce genre d'expériences, il est évident qu'on ne peut en tirer des déductions entièrement applicables à l'homme, alors qu'il s'agit de nerfs et de muscles ayant conservé tous leurs rapports anatomiques, et plus ou moins profondément situés sous les téguments. Les travaux du professeur Erb[1], de M. Cyon[2] et de MM. Aug. Waller[3] et A. de Watteville[4] ont déjà jeté quelque jour sur cette question; mais nous estimons qu'il reste encore beaucoup à faire et nous nous proposons de faire connaître ici le résultat de nos recherches personnelles. Et pour que l'on ne nous accuse pas de laisser de côté les renseignements fournis par l'électro-physiologie expérimentale telle qu'on l'a pratiquée jusqu'à présent, nous allons passer rapidement en revue les principaux résultats acquis.

Avant d'entrer dans la discussion des effets physiologiques produits

1. Erb. — *Electrothérapie*. Leipzig, 1882.

2. E. Cyon. — *Principes d'Electrothérapie*, 1873.

3. E. Waller et A. de Watteville. — *On the influence of the galvanic current on the excitability of the motor nerves of man. — Philosophical transactions of the Royal Society.* Londres, 1882.

4. A. de Watteville. — *Introduction à l'étude de l'Electrotonus des nerfs moteurs et sensitifs chez l'homme.* Londres, 1883.

par l'excitation galvanique, il est important de rappeler les *phénomènes physiques* qui résultent de la fermeture et de l'ouverture d'un circuit conducteur traversé par un courant de pile.

Faraday a établi la loi suivante :

Au moment où il commence et au moment où il finit, le courant voltaïque agit par induction sur son propre circuit et développe dans ce circuit deux forces électromotrices, l'une inverse, au moment de la fermeture du circuit, et l'autre directe, au moment de la rupture de ce circuit.

Lorsqu'on agit sur un nerf ou sur un muscle au moyen d'une pile, l'organe ou la portion de l'organe interposée aux deux pôles de la pile fait partie du circuit traversé par le courant, et l'on peut admettre, en vertu de la loi précédente que, au moment de l'établissement et de la cessation du courant (clôture et rupture du circuit), cet organe est impressionné par des forces électromotrices qui agissent successivement en sens contraire.

Le fait est vrai, si l'on ne considère que les effets d'induction ; mais à côté de ceux-ci il y a encore une autre cause d'excitation produite par la *décharge de la pile* au moment de l'établissement du courant[1] ; et cette cause d'excitation est, dans l'espèce, beaucoup plus puissante que les courants d'induction résultant de la fermeture et de l'ouverture du circuit. En effet, dans un circuit constitué par deux rhéophores et un muscle ou un nerf interposé, les courants induits de fermeture et d'ouverture ne possèdent qu'une force électromotrice très faible si la pile n'est composée que d'un très petit nombre d'éléments ; la décharge de cette pile, au contraire, représente la totalité de la force électromotrice de la pile elle-même ; et, en outre, elle fait passer dans l'organe une *quantité* d'électricité d'autant plus grande que la résistance du circuit est moindre.

Si les éléments de piles sont nombreux, on augmente l'énergie des effets d'induction ; mais, par la même raison, on rend aussi plus considérable la décharge de fermeture et les effets d'électrolyse.

Ces divers phénomènes sur lesquels on n'a pas assez insisté, à notre avis, peuvent être facilement démontrés au moyen de quelques expériences fort simples.

Nous allons examiner maintenant quelques-uns des effets produits

1. En physique cette décharge prend le nom de *chute de potentiel.*

par l'établissement et la cessation d'un courant galvanique, d'intensité variable.

Une grenouille est disposée suivant la *méthode unipolaire de Chauveau*, c'est-à-dire que son corps repose sur un large excitateur métallique recouvert de peau de daim bien mouillée et que l'excitation locale est faite au moyen d'une pointe mousse, également recouverte de peau mouillée et appliquée sur les téguments de la cuisse, au niveau du nerf sciatique.

Le circuit peut être alternativement fermé et ouvert au moyen d'un bouton à ressort manié par l'expérimentateur ou rendu automatique.

Au moment où ce bouton établit le contact, le courant de la pile est lancé dans tout le circuit, et, par conséquent, l'organe en expérience se trouve sous la double influence de la force électromotrice de la pile (chute de potentiel) et d'un courant induit inverse ; au moment de l'ouverture du circuit, l'organe est soustrait à l'influence de la pile, mais il reçoit un courant induit direct qui chemine dans le même sens que le courant de la pile.

Or, en opérant avec *deux éléments Daniell* (environ deux volts, exactement : 2,24 volts) sur une grenouille dont les nerfs et les muscles sont restés intacts (à part la section du tendon du gastrocnémien attaché au myographe), et, en alternant la direction du courant excitateur, on observe que :

La secousse musculaire n'a lieu qu'au moment de la fermeture du circuit, quelle que soit la direction du courant; cette secousse est plus forte avec le courant descendant ou centrifuge qu'avec le courant ascendant ou centripète; l'ouverture du circuit reste absolument sans effet.

Si nous employons *un seul élément Daniell* (1,12 volt) ou bien si nous intercalons dans le circuit un rhéostat qui nous permette d'ajouter une résistance considérable, et, par conséquent de rendre extrêmement faible l'intensité du courant excitateur :

La secousse musculaire ne se montre qu'avec l'établissement du courant centrifuge (pôle négatif sur le nerf); on n'obtient rien avec le courant centripète.

Si, au contraire, on augmente l'intensité du courant excitateur en ajoutant de nouveaux éléments Daniell dans le circuit, on constate une série de phénomènes dont l'apparition se fait dans l'ordre suivante :

α) Lors de la *fermeture du circuit :*

Le courant centrifuge (pôle négatif) se montre d'abord plus fortement excitant que le courant centripète (pôle positif), puis les effets s'égalisent ; on voit ensuite prédominer l'influence excitatrice du courant centripète (pôle positif), la secousse qu'il provoque devenant beaucoup plus forte que celle obtenue avec le courant centrifuge.

β) Lors de *l'ouverture du circuit* :

L'excitation, d'abord sans effet avec les deux courants, commence à provoquer une secousse avec le courant centripète (pôle positif), lorsque son intensité atteint un certain degré ; à mesure que l'on augmente l'intensité du courant, on voit le courant centrifuge provoquer à son tour une secousse d'ouverture qui ne tarde pas à l'emporter sur la secousse d'ouverture produite par le courant centripète.

Ces divers résultats ont été déjà observés par le professeur Chauveau qui en a donné une longue analyse dans les *Comptes rendus* de. l'Académie des sciences de 1875. On peut les résumer ainsi :

Appelons N l'excitation négative faite avec les courants centrifuges et P l'excitation positive faite avec les courants centripètes ; on a, avec des *intensités croissantes :*

Pour les excitations de fermetures (F).

$$D'abord\ NF > PF$$
$$Puis\ NF = PF$$
$$- NF < PF$$

Pour les excitations d'ouverture (O)

$$D'abord\ NO < PO$$
$$Puis\ NO = PO$$
$$- NO > PO$$

De ses nombreuses observations, le professeur Chauveau conclut que :

« 1° Dans le cas d'*excitations unipolaires régulièrement croissantes*, *l'action du pôle négatif*, mesurée par la grandeur et la durée des contractions, croit d'une manière constante avec l'intensité du courant, tant que le muscle n'a pas atteint le maximum d'effet qu'il peut produire. L'accroissement de cette action du pôle positif est souvent régulier, comme l'accroissement du courant lui-même. D'autres fois, l'accroissement, d'abord très rapide, le devient de moins en moins, à mesure qu'on se rapproche du maximum de contraction des muscles. »

» 2° L'action du pôle négatif croît d'abord avec le courant, et atteint plus ou moins rapidement, quelquefois d'emblée, une valeur au delà de laquelle l'accroissement devient extrêmement lent, ou même s'arrête tout à fait, ou même se change en un affaiblissement qui, dans certaines conditions, non tout à fait physiologiques, il est vrai, arrive jusqu'à une neutralisation presque complète de l'activité du courant.

» 3° L'étude de l'influence exercée sur la *sensibilité* (chez les mammifères) par les excitations unipolaires donne des résultats absolument inverses des précédents. »

Et plus loin à propos des *contractions d'ouverture*, M. le professeur Chauveau ajoute :

« 1° C'est toujours avec l'excitation positive que la contraction d'ouverture commence à apparaître dans les séries croissantes.

» 2° Cette apparition est plus ou moins prompte. Elle est surtout influencée par la position du point neutre ou d'égale activité des deux pôles sur l'échelle des contractions de fermeture. Lorsque la supériorité du pôle positif se manifeste très tardivement, la contraction d'ouverture ne vient généralement elle-même que très tard, ou même manque tout à fait. Dans les cas les plus habituels, l'inversion d'activité des deux pôles se manifeste plus promptement ainsi que l'apparition de la contraction d'ouverture. Quand enfin l'excitation positive de la fermeture a presque d'emblée la supériorité sur la négative, la contraction d'ouverture apparaît également d'emblée avec les courants minima.

» 3° A partir du moment, quel qu'il soit, où débutent les contractions d'ouverture, elles croissent d'abord plus ou moins vite avec le courant, puis restent stationnaires, puis enfin décroissent jusqu'au point de disparaître parfois complètement.

» 4° Le pôle négatif ne montre qu'une faible aptitude à provoquer la contraction d'ouverture dans les conditions physiologiques. Au delà d'une certaine valeur d'excitation, la contraction négative apparaît et va croissant à mesure que la contraction positive diminue; c'est donc l'inverse du cas des contractions de fermeture.

» 5° Positives ou négatives, les contractions d'ouverture se distinguent par la brièveté et l'égalité, en apparence complète, de leur durée. »

Ces conclusions sont en partie conformes aux résultats que nous avons exposés tout à l'heure; mais nous ne pouvons accepter les propositions 3 et 4, pour ce qui a rapport à la disparition des contractions d'ouverture. *Ces contractions peuvent diminuer et même disparaître* (et c'est la règle pour l'excitation du nerf; voyez fig. 19) *lorsque l'on continue l'excitation avec un courant fourni par le même nombre d'éléments de pile; mais nous n'avons jamais vu ces contractions manquer, lorsque l'on augmente l'énergie du courant à chaque excitation.*

De plus, nous devons appeler l'attention sur une série de phénomènes que M. Chauveau n'a pas signalés et qui ont à nos yeux une réelle importance.

Si après la troisième phase NF$<$PF pour la fermeture, et NO$>$PO pour l'ouverture du circuit, on augmente encore le nombre des éléments de pile, on observe une *nouvelle réaction motrice*, aussi bien à la fermeture qu'à l'ouverture :

A la fermeture, on voit la secousse déterminée par l'excitation positive diminuer d'énergie, égaler à nouveau celle produite par l'excitation négative, puis enfin devenir inférieure à celle-ci et finir même par disparaître complètement;

A l'ouverture, la secousse de l'excitation négative atteint rapidement son maximum; celle de l'excitation positive continue à s'accroître mais plus lentement et toutes deux deviennent enfin égales. De sorte que, aux trois périodes déjà connues :

Fermeture.	Ouverture
NF $>$ PF	NO $<$ PO
NF $=$ PF	NO $=$ PO
NF $<$ PF	NO $>$ PO

Il convient d'en ajouter deux nouvelles.

NF $=$ PF	NO $\geqq$ PO
NF $>$ PF	NO $=$ PO

Mais il faut bien se rendre compte de ce fait que cette supériorité de l'excitation négative sur la positive, à la fermeture (cinquième période) n'est pas due à un accroissement de l'action du pôle négatif *mais bien à une diminution croissante de l'action du pôle positif.* En prolongeant encore l'expérience, on verrait l'influence de l'excitation négative diminuer à son tour et finir par disparaître. En fait, les excitations de fermeture peuvent disparaître toutes les deux, mais à des époques inégales; l'excitation positive, de très bonne heure, la négative, très tardivement.

A l'ouverture, au contraire, l'action des deux pôles va toujours en augmentant, et il arrive un moment où cet accroissement est égal pour les deux pôles.

On peut représenter l'influence des excitations de fermeture et d'ouverture, alternativement négatives et positives, au moyen de courbes géométriques, de la façon suivante (fig. 18).

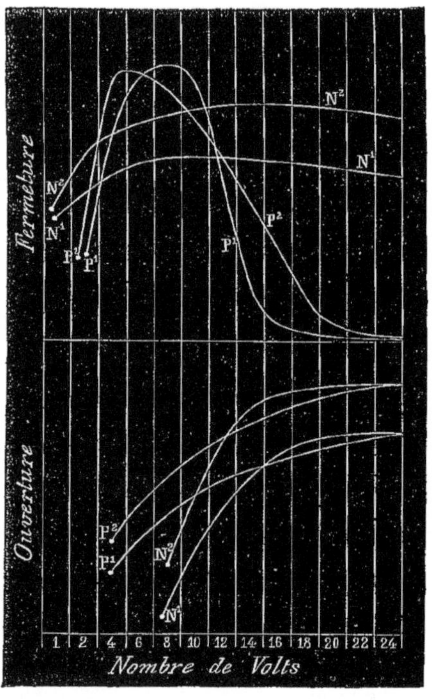

Fig. 18. — Courbes montrant les modifications successives de l'excitabilité du nerf sous l'influence d'excitations galvaniques unipolaires positives (P) et négatives (N) graduellement croissantes.

Ces courbes sont le résultat de deux expériences-types exécutées d'après la méthode unipolaire. N^1 et N^2 correspondent aux excitations négatives (pôle négatif sur le nerf), P^1 et P^2 aux excitations positives (pôle positif sur le nerf). Cette application des pôles est faite sur les téguments restés intacts.

Pour la détermination de ces courbes, nous avons pris comme ordonnées les hauteurs des secousses musculaires produites par la succession des excitations croissant de minute en minute, cet accroissement étant exprimé en volts.

On peut voir que ces deux expériences ne diffèrent entre elles que par une plus grande excitabilité générale dans le second cas (N² et P²) mais les modifications progressives de l'excitabilité suivent la même marche dans les deux.

Ces courbes reproduisent donc très nettement la série des phénomènes que nous avons annoncés plus haut ; mais il reste bien entendu qu'*elles n'ont rapport qu'à des excitations graduellement croissantes*. Car il est évident que si on commençait l'expérience par une excitation de quatorze volts, par exemple, on aurait, lors de la fermeture, une secousse plus forte avec le pôle positif qu'avec le pôle négatif ; ce qui est encore une preuve de l'action polarisatrice du courant galvanique.

D'ailleurs l'augmentation des secousses d'ouverture vient encore prouver l'existence de cette polarisation et les quatrième et cinquième périodes correspondent aux effets que nous avons signalés dans les expériences du second chapitre.

Les résultats sont très différents, lorsque, au lieu d'opérer par la méthode unipolaire et au travers des téguments, on emploie *la méthode bipolaire*, en plaçant les deux excitateurs directement sur le nerf mis à nu. La plupart des électrophysiologistes ont fait leurs recherches en opérant ainsi et il n'est pas étonnant que de nombreuses contradictions se rencontrent à chaque instant dans leurs travaux. Prenons, par exemple, la loi bien connue, dite *loi des secousses ;* la voici telle qu'elle a été établie par Pflüger et Rosenthal : F désigne la fermeture et O l'ouverture du circuit, S la secousse et R le repos :

	Courant faible.		Courant moyen.		Courant fort.	
Courant descendant	F.S.	O.R.	F.S.	O.S.	F.S.	O.R.
Courant ascendant	F.S.	O.R.	F.S.	O.S.	F.R.	O.S.

Au contraire, pour Ritter, Nobili, Heidenhain et Wundt, on doit avoir :

	Courant faible.		Courant moyen.		Courant fort.	
Courant descendant	F.R.	O.S.	F.S.	O.S.	F.S.	O.S.
Courant ascendant	F.S	O.R.	F.S.	O.S.	F.R.	O.S.

1. Dans ces deux tableaux nous avons souligné les résultats sur lesquels portent les divergences d'opinion.

Ces différences dans les phénomènes observés tiennent à plusieurs causes : d'abord à ce que les expériences n'ont pu être faites exactement dans des conditions identiques, puisqu'on a toujours négligé jusqu'ici de consigner la valeur absolue de la force d'excitation employée ; ensuite à ce que les effets d'électrolyse n'ont pas toujours été observés avec soin, et enfin à ce que l'excitabilité d'un nerf exposé à l'air passe en très peu de temps par des phases très différentes, alors même qu'il n'est soumis à l'action d'aucun courant électrique. On aura donc des résultats très variables si l'on interroge l'excitabilité à des moments différents bien que l'excitation reste la même.

Nous verrons plus tard, à propos des courants faradiques, que cette variation spontanée de l'excitabilité du nerf mis à nu est encore bien plus complexe qu'on pourrait le croire ; on obtient même des résultats absolument opposés selon qu'on place les deux excitateurs ou bien un seul sur le nerf dénudé.

Dans son travail sur l'excitation unipolaire, le professeur Chauveau s'est contenté de relater des faits sans en chercher l'explication ; il a montré l'action différente des deux pôles, lorsqu'on fait usage de courants graduellement croissants d'intensité, mais il n'a point tenté l'interprétation physiologique de ces phénomènes. Cependant, dans une série de mémoires parus antérieurement[1], le même auteur avait été plus loin dans l'étude des modifications de l'excitabilité et nous croyons qu'il n'est pas sans intérêt de rappeler brièvement ses conclusions sur les effets différents des deux courants de la pile.

Tout d'abord, M. Chauveau admet que, en dehors de l'élément principal que représente le courant galvanique pendant sa période d'état, il existe un courant accessoire instantané, à haute tension, au moment de la fermeture du circuit, et un deuxième courant accessoire instantané à haute tension, au moment de l'ouverture. Mais, ce qui est tout particulier à la théorie de M. Chauveau, c'est que, *d'après lui, ces deux extra-courants de fermeture et d'ouverture ont une direction complètement opposée à celle qui a été signalée par Faraday et qui est admise par tous les physiciens.*

Le physiologiste de Lyon admet, en effet, que l'extra-courant de fer-

---

1. A. Chauveau. — Théorie des effets physiologiques produits par l'électricité transmise dans l'organisme animal. — *Journal de la physiologie de l'homme et des animaux*, 1859-60.

meture ou extra-courant initial a la même direction que le courant dé
la pile génératrice, et que l'extra-courant d'ouverture, ou extra-courant
terminal suit une marche inverse.

M. Chauveau avoue d'ailleurs que la direction de ces extra-courants
n'a point été vérifiée par les moyens ordinaires et qu'il a été conduit à
la supposer telle d'après les effets physiologiques observés. Il est cependant facile de prouver expérimentalement l'exactitude de la loi de
Faraday.

D'un autre côté, M. Chauveau admet que l'extra-courant initial (ou de
fermeture) agit toujours plus énergiquement que l'extra-courant terminal (ou d'ouverture). Cette proposition est vraie (à part la doctrine
physique) tant que les tissus ne sont pas polarisés; mais nous avons
déjà vu et nous verrons encore que la polarisation qui résulte du passage
d'un courant galvanique même très faible et d'une très courte durée
suffit pour renverser complètement l'influence des excitations.

Enfin, « partant de ce fait que les courants faibles excitent seulement
dans le point d'application de leur rhéophore négatif, et de cet autre,
que l'excitabilité des nerfs musculaires disparaît, après leur séparation
des centres nerveux, de l'origine à la terminaison[1], on arrive à reconnaître que les expériences de Nobili s'expliquent parfaitement par
les lois ordinaires de l'excitation électrique telles que je les ai établies »
(Chauveau, p. 282).

Cette assertion serait vraie pour l'excitation bipolaire, si le principe
fondamental sur lequel elle repose, c'est-à-dire la direction des extra-
courants de fermeture et d'ouverture, était lui-même exact; malheu-
reusement les résultats de la physique sont, nous le répétons, en con-
tradiction complète avec la théorie hypothétique de M. le professeur
Chauveau.

La *théorie allemande de l'électro-tonus* est toute physiologiste et
ne tient aucun compte des effets physiques et chimiques du courant;
les extra-courants ou induits de fermeture et d'ouverture, l'électrolyse des tissus et la polarisation qui en résultent sont passés sous
silence; c'est tout au plus si quelques auteurs signalent l'existence

---

1. « Cette mort du nerf procédant du centre à la périphérie doit être regardée comme un
phénomène anormal qui ne s'observe que quand le nerf a été coupé. Tant que le nerf tient à
la moelle, il m'a semblé qu'il perd ses propriétés dans un ordre inverse, c'est-à-dire en procédant de la périphérie au centre. » — Cl. Bernard.

de ces phénomènes pour affirmer qu'ils ont su en éviter les effets.

D'après Pflüger « le *catélectro-tonus* (état du nerf dans le point en rapport avec le pôle négatif ou catode) augmente l'excitabilité et *l'anélectro-tonus* (état du nerf dans le point en rapport avec le pôle positif ou anode) la diminue. Aussitôt après la cessation de l'état électrotonique (ouverture du circuit) une modification négative se produit dans le rayon du catode et une modification positive dans celui de l'anode. Il semble donc naturel de rattacher l'excitation, au moment de la fermeture du circuit à la production du catélectro-tonus, et l'excitation au moment de l'ouverture, à la disparition de l'anélectro-tonus[1] ».

Erb démontra ensuite que, *dans le voisinage de l'électrode*, l'électrotonus est toujours du signe opposé à celui de l'électrode. En d'autres termes, il y a *une région anélectro-tonique près du catode et une région catélectro-tonique près de l'anode.*

Helmholtz attribue ce fait à ce que, non loin de l'électrode, le nerf doit être soumis à l'action d'un pôle de signe opposé et auquel on a donné le nom d'*électrode virtuelle.*

Ce simple exposé résume toute la théorie de l'électro-tonus, et il faut avouer qu'elle facilite la compréhension des phénomènes observés, pour peu que l'on fasse abstraction des phénomènes physiques inhérents au courant galvanique, et que l'on se contente de néologismes représentant des modifications absolument hypothétiques dans l'arrangement moléculaire des tissus nerveux et musculaire.

Wundt va plus loin que ses devanciers dans l'analyse des faits et il en donne l'interprétation en rattachant les résultats des recherches de Pflüger au grand *principe de la constance des forces*[2].

Sa théorie est certes bien tentante et il ne faut pas s'étonner si la plupart des électrophysiologistes l'ont accueillie avec faveur ; cependant, à nos yeux elle est passible d'une objection capitale : On ne peut nier qu'un courant fourni par plusieurs éléments Daniell (courant moyen et fort des auteurs) ne produise sur son passage dans les tissus une action chimique (électrolyse) plus ou moins intense ; d'un autre côté l'établissement et la cessation de ce courant font naître dans son circuit

---

1. Wundt. — *Nouveaux éléments de physiologie humaine.* — Traduit par le Dr Bouchard, p. 416.

2. Wundt. — *Loc. cit.*, p. 433 et suivantes.

des effets d'induction signalés par Faraday ; cette double action du courant galvanique (induction et force contre-électromotrice de polarisation) ne peut pas ne pas influencer le nerf ou le muscle en expérience ; nous avons déjà montré et nous prouverons encore que ces réactions ont souvent plus d'effet que le courant principal qui les engendre.

Or, la théorie de l'électro-tonus les passe sous silence, ou bien croit les éliminer en intercalant de fortes résistances dans le circuit de la pile dont elle augmente la force électromotrice[1]. L'addition de ces résistances ne modifie en aucune façon l'action de la polarisation chimique tant que le courant conserve sa même énergie.

Certes, nous admettons bien avec Wundt que le phénomène de l'excitation résulte d'un *mouvement moléculaire* développé par l'excitant ; que les mouvements nerveux et musculaire peuvent être envisagés comme la mise en liberté de *forces de tension* déterminée par la *force vive* de l'excitant ; nous admettons aussi que, toute force de tension pouvant se décomposer en une *force tensive* et une *force de résistance*, le mouvement moléculaire appelé excitation apparaît lorsqu'il y a dérangement de l'équilibre entre la tension et la résistance moléculaires préexistant dans le nerf ou le muscle en repos. Mais nous sommes loin d'être satisfait, lorsque, pour expliquer les phénomènes d'excitation à l'établissement et à la cessation du courant, Wundt vient nous dire que : *les forces de tension moléculaires sont augmentées dans le catélectro-tonus* et que *les forces de résistance sont augmentées dans l'anélectro-tonus*. Admettons le fait d'une rupture d'équilibre entre les forces tensives et les forces de résistance ; on ne peut nier qu'il constitue un phénomène d'ordre physique ; pourquoi donc se refuser à admettre que ce fait physique est sous la dépendance d'autres agents physiques tels que la chute de potentiel, la force électromotrice de polarisation et les induits de fermeture et d'ouverture ?

Les mots catélectro-tonus et anélectro-tonus représentent un état purement virtuel, aussi fictif et aussi peu prouvé que l'*orientation des molécules péripolaires de Du Bois-Reymond*. Or, nous avons le droit d'ignorer encore ce qui se passe dans les molécules nerveuses et musculaires lorsqu'elles subissent une rupture de l'équilibre préexistant, mais ce que nous savons et ce que nous n'avons pas le droit de mécon-

---

1. A. de Watteville. — *Loc. cit.*

naître, ce sont les effets physiques et chimiques que détermine l'excitant destiné à rompre cet équilibre des molécules.

La nature intime de l'action physiologique nous échappe, soit; mais nous devons rechercher et analyser toutes les causes qui modifient la manifestation de cet acte, sans nous arrêter aux premières hypothèses qui semblent tout expliquer et qui cependant laissent de côté une bonne partie des influences modificatrices de l'excitabilité.

Il nous reste à envisager un point de technique extrêmement important; nous voulons parler *de la diversité des résultats que l'on obtient lorsqu'un même courant excitateur est appliqué sur le nerf ou bien sur le muscle*. Les auteurs allemands ont signalé ces différences à propos de l'excitation bipolaire du muscle. Wundt admet avec V. Bezold que :

« L'excitation de la *partie superieure d'un muscle* par des courants moyens détermine des secousses de fermeture et d'ouverture dans la partie inférieure du muscle; lorsque les courants sont forts, la secousse de fermeture n'existe pas pour le courant ascendant et la secousse d'ouverture fait défaut pour le courant descendant[1] ».

Ces données sont absolument semblables à celles que Pflüger a indiquées pour l'excitation du nerf (loi des secousses).

Mais Wundt ajoute : « le muscle se comporte tout autrement quand toute sa longueur est comprise dans le courant :

» 1° Quelle que soit la direction du courant, la secousse de fermeture l'emporte ;

» 2° Quand les courants deviennent plus forts, la secousse d'ouverture s'y ajoute; elle apparaît plus vite avec le courant descendant qu'avec le courant ascendant;

3° Plus les nerfs contenus dans le muscle perdent leurs propriétés fonctionnelles, plus la secousse de fermeture l'emporte sur celle d'ouverture;

» 4° La contraction tonique est au maximum quand le courant est ascendant. »

D'après le savant physiologiste il résulterait de tout ceci que : *si les résultats de l'excitation d'un muscle tout entier ne sont plus conformes*

---

1. Wundt. — *Loc. cit.*, p. 395.

à la loi des secousses, c'est parce que l'on s'adresse surtout à l'élément muscalaire et non plus à l'élément nerveux seul.

Mais alors comment se fait-il qu'en employant la méthode unipolaire, avec laquelle le muscle est soumis dans toute sa longueur à l'influence du courant, on retrouve encore des différences dans les résultats de l'excitation du nerf et du muscle? Pourtant, dans ce cas, lorsqu'on agit sur l'extrémité inférieure du muscle, il est bien certain que les rameaux nerveux terminaux sont soumis à la même influence que le tissu musculaire. Et si l'on admet que le muscle seul subit les variations de l'électro-tonus, comment se fait-il que les résultats de l'excitation unipolaire soient contraires aux propositions qui précèdent?

Nous allons précisément démontrer que ces propositions ne sont pas parfaitement exactes (au moins avec la méthode unipolaire) et que, par conséquent, on s'est trop hâté d'en tirer une déduction qui pût servir à étayer la théorie de l'électro-tonus.

Une grenouille est disposée sur le myographe direct; *son nerf* est excité, au travers des téguments, d'après la méthode unipolaire, avec le

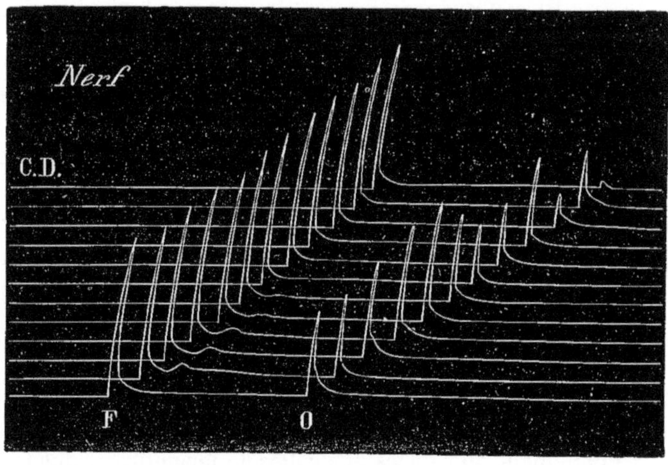

Fig. 10. — Secousses musculaires provoquées par l'établissement (F) et la cessation (O) d'un courant galvanique centrifuge de 8 milliampères, appliqué sur le nerf (indirectement) d'après la méthode unipolaire.

courant de six éléments Daniell; le galvanomètre indique une intensité de huit milliampères. On observe, quel que soit le sens du courant, une double secousse de fermeture et d'ouverture, la première étant plus forte que la seconde. En continuant quelque temps les excitations *avec le courant descendant*, on voit persister les secousses de fermeture, qui conservent à peu près leur même intensité, tandis que celles d'ouverture augmentent d'abord un peu, puis diminuent, puis tendent à disparaître (voir fig. 19). Pendant le passage du courant, le muscle ne présente aucun raccourcissement tonique.

Avec le courant ascendant (pôle positif sur le nerf) la secousse d'ouverture est plus forte qu'avec le courant descendant, ainsi que Chauveau et nous-même l'avons toujours observé dans ces conditions. En outre, pendant le passage même du courant, et surtout dans les premières minutes de l'expérience, le muscle donne des petites secousses irrégulières, sans arriver à un tétanos vrai.

Cet ensemble de phénomènes correspond à la deuxième phase de la loi des secousses (courants moyens).

La même série d'excitations portées *sur le muscle*, au travers des téguments, donne des résultats différents.

Quel que soit le sens du courant, c'est-à-dire le pôle appliqué sur le muscle, la secousse de fermeture *paraît* beaucoup plus forte que celle d'ouverture ; mais il faut tenir compte de ce fait que, *quel que soit le pôle excitateur, le muscle reste tétanisé pendant le passage du courant ;* son raccourcissement devient même plus marqué que celui provoqué brusquement par l'excitation de fermeture ; de sorte que, lorsque arrive l'excitation d'ouverture, elle ne peut agir que sur un muscle déjà presque à son maximum de contraction ; malgré cela, si l'on compare les sommets des deux secousses de fermeture et d'ouverture, on voit que cette dernière correspond au maximum de contraction du muscle (voir fig. 20). D'ailleurs, en continuant quelque temps l'excitation, les secousses de fermeture ne tardent pas à diminuer, beaucoup plus rapidement même que lorsqu'il s'agissait du nerf, et les secousses d'ouverture, tout en paraissant devenir elles aussi moins énergiques qu'au début, à cause du raccourcissement musculaire progressif, sont à la fin très nettement plus fortes que celles de fermeture. Nous le répétons, les mêmes résultats sont obtenus avec les courants centrifuges et centripètes, et le tétanos dû au passage du courant est aussi marqué dans un cas que dans l'autre.

En somme, on voit par ces expériences que les *excitations galvaniques unipolaires, de courte durée, à intensité égale, n'agissent pas de la même façon sur le nerf et sur le muscle, même au travers des téguments* : une excitation incapable de produire le tétanos en agissant sur le nerf, peut déterminer, lorsqu'elle est appliquée sur le muscle, *le raccourcissement tétanique ou contraction tonique*, et cette contraction tonique n'est pas

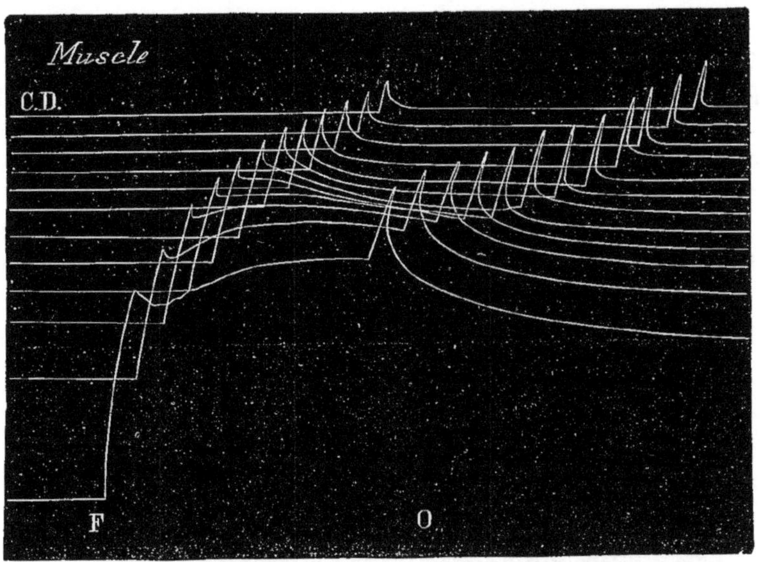

Fig. 20. — Secousses musculaires provoquées par l'établissement (F) et la cessation (O) d'un courant galvanique centrifuge de 8 milliampères appliqué sur le muscle (indirectement) d'après la méthode unipolaire.

au maximum avec le courant ascendant, les deux pôles pouvant la déterminer au même degré (proposition 4 de Wundt).

L'excitation des muscles ne produit pas *toujours* une secousse de fermeture supérieure à celle d'ouverture (chez la grenouille, bien entendu); il y a même un moment où cette dernière est manifestement supérieure (proposition 1 de Wundt).

Enfin on peut facilement prouver que, *lorsque les nerfs perdent leurs propriétés fonctionnelles, il suffit de soumettre le muscle à une polarisation galvanique de quelques minutes de durée pour voir la secousse d'ouverture l'emporter sur celle de fermeture, même avec le courant descendant*, ce qui est encore en opposition avec les données de Pflüger et de Wundt (proposition 3).

Pour dissocier les effets de la polarisation musculaire et nerveuse, nous avons eu recours à trois moyens :

1° *La section du nerf;*

2° *La dégénérescence Wallérienne;*

3° *La curarisation.*

Dans ces trois séries d'expériences, l'animal (grenouille) est disposé sur le myographe direct de M. Marey. Une plaque recouverte d'une peau de chamois humide est mise sur la partie supérieure du corps; une plaque semblable enveloppe l'extrémité inférieure du membre en expérience; le tendon du gastro-cnémien, séparé du calcanéum, est attaché au levier du myographe.

1° *Section du nerf.* — Le nerf sciatique a été sectionné à la cuisse, sur une longueur de un centimètre, une demi-heure avant l'expérience.

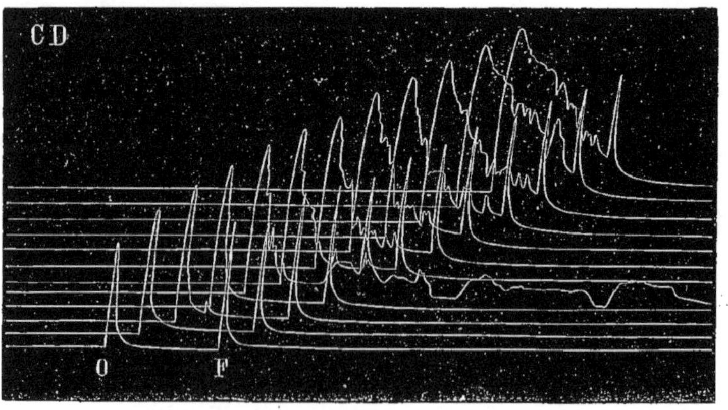

Fig. 21. — *Section du nerf.* — Secousses musculaires provoquées par la cessation (O) et le rétablissement (F) d'un courant galvanique centrifuge (CD) qui traverse le membre d'une façon continue.

On établit le passage d'un courant centrifuge d'une intensité de 0,0015 ampère (un milliampère et demi) et toutes les minutes, c'est-à-dire à chaque révolution du cylindre enregistreur, ce courant est interrompu (ouverture-O) pendant une durée de quatre secondes, puis rétabli (fermeture-F).

On voit d'après le tracé de la figure 21 que la section du nerf n'empêche pas les effets de polarisation de se produire; comme dans nos autres expériences, les secousses de fermeture diminuent d'amplitude, le secousses d'ouverture deviennent de plus en plus grandes et *le tétanos d'ouverture de plus en plus complet, bien que l'excitation soit faite avec un courant descendant.* La seule différence que l'on puisse remarquer, c'est une plus grande excitabilité du muscle, augmentation qui suit toujours la section du nerf.

2° *Dégénérescence Wallérienne.* — La grenouille a subi la section du nerf sciatique, au niveau de la cuisse; le nerf a été réséqué sur une longueur de 2 centimètres; on laisse ensuite l'animal pendant six jours pleins dans un endroit humide; l'expérience est faite au commencement du septième jour. On peut donc considérer le nerf comme étant en pleine dégénérescence et ayant perdu tout fonctionnement physiologique; du reste l'excitation directe du bout inférieur ne donne aucun résultat, même avec les courants les plus intenses. L'intensité du courant est portée à 0,0015 ampère et, toutes les minutes, il y a ouverture. (O) puis réta-

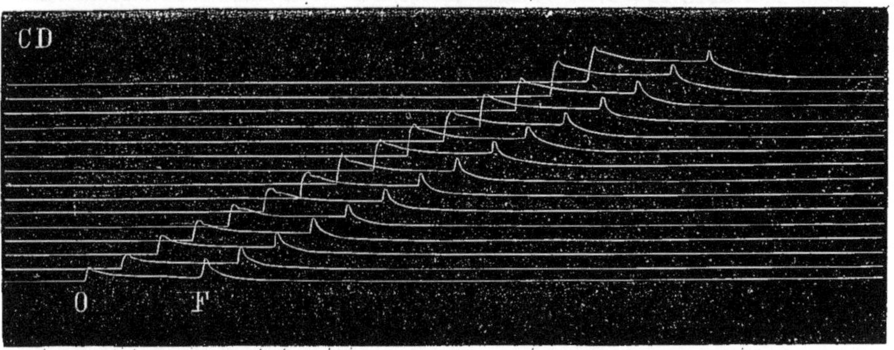

Fig. 22. — *Dégénérescence Wallérienne.* Secousses musculaires provoquées par la cessation (O) et le rétablissement (F) d'un courant galvanique centrifuge qui traverse le membre d'une façon continue.

blissement (F) de ce courant. La secousse qui correspond à l'excitation d'ouverture est d'abord très peu marquée, mais à mesure que la polarisation se fait, cette secousse devient de plus en plus forte; le raccourcissement du muscle résultant de la cessation du courant polarisateur est à peu près nul au début; il devient très marqué à la fin de l'expérience, en même temps que la secousse de fermeture (rétablissement du courant polarisateur) devient elle-même moins apparente.

En somme, *la suppression de l'influx nerveux par la dégénérescence du nerf diminue considérablement l'excitabilité du muscle, mais elle n'empêche en aucune façon les effets de polarisation de se produire.*

3° *Curarisation*. L'animal est curarisé au moyen d'une injection hypodermique, l'expérience n'est commencée que lorsque tous les mouvements spontanés et réflexes ont disparu.

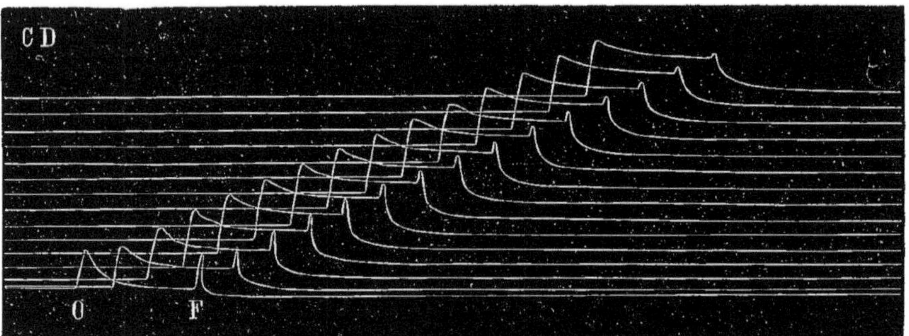

Fɪɢ. 23. — *Curarisation*. Secousses musculaires provoquées par la cessation (0) et le rétablissement (F) d'un courant galvanique centrifuge (CD) qui traverse le membre d'une façon continue.

Nous employons toujours un courant polarisateur de 0,0015 ampère que l'on interrompt pendant quatre secondes à chaque tour du cylindre enregistreur. Le tracé de la figure 23 nous montre que, comme dans les expériences précédentes, l'excitation d'ouverture (cessation du courant polarisateur) (0) produit un raccourcissement ou tétanos d'ouverture qui augmente avec la durée de l'expérience, c'est-à-dire avec l'accroissement de la polarisation ou mieux de la force contre-électromotrice de polarisation.

Cette triple expérience prouve bien ce que nous avancions tout à l'heure, à propos de *la prédominance possible des excitations d'ouverture sur des muscles dépourvus de l'influx nerveux.*

Nous pouvons encore en conclure que : *lorsque le courant galvanique polarisateur traverse la totalité d'un membre, sans dénudation des parties sous-jacentes aux téguments, les modifications que présentent les réactions motrices sont (ou du moins paraissent) surtout dues à la polarisation du système musculaire; la polarisation du conducteur nerveux n'a qu'une très faible part dans la production de ces phénomènes.*

Nous connaissons maintenant les principales difficultés avec lesquelles il faut compter lorsqu'on se sert du courant galvanique comme moyen d'excitation. Nous pourrons donc entreprendre l'étude physiologique de ce courant, sans craindre de tomber dans les erreurs qui ont été commises en l'absence de ces notions; nous n'avons certes pas la prétention de vouloir expliquer tous les effets de l'excitant électrique sur l'organisme, mais nous espérons parvenir à définir la *quantité d'électricité* nécessaire pour produire une réaction physiologique déterminée. D'autre part, le problème étant en quelque sorte reversible, *l'évaluation de l'acte physiologique nous sera donnée par la notion de la valeur exacte de l'excitant.*

C'est précisément l'étude détaillée de l'excitant électrique que nous aborderons dans la seconde partie du travail.

BOURLOTON. — Imprimeries réunies, B.

9 782329 142180